JAAP HUIBERS

LIEBE,
KRÄUTER UND
ERNÄHRUNG

Mit Illustrationen
von Gerry Daamen

AURUM VERLAG
FREIBURG IM BREISGAU

Der Titel der bei Uitgeverij Ankh-Hermes bv, Deventer,
erschienenen holländischen Originalausgabe lautet:
LIEFDE, KRUIDEN EN VOEDING.
Die deutsche Übersetzung besorgte ruth-elisabeth.

CIP-Kurztitelaufnahme der Deutschen Bibliothek
Huibers, Jaap:
Liebe, Kräuter und Ernährung / Jaap Huibers.
Mit Ill. von Gerry Daamen.
[Die dt. Übers. besorgte Ruth-Elisabeth]. – 2. Aufl. –
Freiburg im Breisgau : Aurum-Verlag, 1983.
Einheitssacht.: Liefde, kruiden en voeding ‹dt.›
ISBN 3-591-08098-5

1. Auflage 1979
2. Auflage 1983

ISBN 3 591 080985
© 1977 Uitgeverij Ankh-Hermes bv, Deventer.
© der deutschen Ausgabe 1979
by Aurum Verlag GmbH & Co KG,
Freiburg im Breisgau.
Gesamtherstellung:
Landsberger Verlagsanstalt Martin Neumeyer.
Printed in Germany.

Inhalt

Einleitung

Es ist doch merkwürdig bestellt um diese Welt, in der wir leben. Während ich irgendwo in einer von hektischem Umtrieb erfüllten Stadt auf einer kleinen Bank sitze, geht es mir auf einmal durch den Kopf, daß doch eigentlich unser ganzes Leben so perfekt durch Verordnungen und Gesetze geregelt und organisiert ist, daß man rein gefühlsmäßig die Verdrossenheit und vor allem die Geistlosigkeit nicht gerade weniger Mitmenschen begreifen kann. Der Alltag zahlloser Zeitgenossen wird doch bestimmt von dem, was sein *muß*, und dem, was *sich gehört*. Man hat sich als ordentlicher Bürger eben wohl oder übel zu schicken in das Muß und das Soll, denn sonst würde ja die ganze so schön ausgeklügelte Gesellschaftsordnung aus den Fugen geraten.

Ich blicke auf ein ehrwürdiges altes Bauwerk. Es ist das Gericht. Wir haben Donnerstag. Der Donnerstag, so hat man mir gesagt, ist der Scheidungstag. Sieh an, jetzt kommen Menschen heraus. Unwillkürlich fragt man sich, ob sie womöglich auch in eine Scheidungsangelegenheit verwickelt sind.

Wie erklärt es sich eigentlich, daß die Zahl derer ständig steigt, die es nicht mehr miteinander aushalten, während es uns doch wirtschaftlich immer besser geht? Ja, auch mit der Liebe ist es so eine Sache. Auch bei ihr spricht man so oft von dem, was *sich gehört,* und dem, was sein *soll.* Wenn wir aber der Stimme unseres Herzens lauschen, so verrät sie uns, daß mit diesen Begriffen immer ein wenig Unfreiheit verbunden ist. Der Mensch mag heutzutage noch so gut versorgt und sozial abgesichert sein, offen bleibt dennoch die Frage nach seinem wirklich ureigensten Wesen. Wie ist es wohl darum bestellt?

Nach all diesen Überlegungen komme ich heim. Sofort werde ich von den Kindern in Beschlag genommen. Und dann ist da noch meine Frau, die vollkommen im Haushalt aufgeht und mich gleich einspannt, denn es muß ja noch soviel getan werden. Der Rasen ist zu mähen, die Meerschweinchenkiste soll noch saubergemacht werden, zwischendurch schrillt das Telefon . . . und . . . ja, dann wartet dieser wichtige Brief, der unbedingt beantwortet werden muß . . . und richtig, ich hatte ja versprochen, das kleine Zimmer zu tapezieren. Merken Sie allmählich, daß es nicht allein um das geht, was sich schickt, und daß das Muß nicht ausschlaggebend ist – daß man Liebe im Grunde nur *erleben* kann, daß es darauf ankommt, *gemeinsam,* also *miteinander,* zu leben und zu erleben. Liebe läßt sich halt nicht einfach – wie so viele andere Dinge des täglichen Lebens – reglementieren und manipulieren. Sie ist vielmehr die lebendigste Manifestation des intensiv lebenden Menschen.

In diesem Büchlein befassen wir uns somit nicht mit ethisch motivierten Betrachtungen über die Liebe. Nein, Ausgangspunkt aller hier angestellten Überlegungen ist der Mensch als Totalität in seiner Beziehung zum Partner – ein kosmisch gebundenes Geschöpf aus Fleisch und Blut.

Wir werden uns also zwangsläufig mit ganz speziellen Problemen auf dem Gebiet der Liebe befassen. Die Ausführungen über therapeutische Maßnahmen beruhen allerdings nicht auf einer (häufig recht starren) wissenschaftlichen Denkweise, sondern sind eher der Natur abgeguckt. Ein übersteigertes Liebesleben läßt sich leider ebensowenig mit Hilfe von Librium oder Valium normalisieren, wie sich Potenzschwäche mit Hormongaben beheben oder eine „ewige Jugend" durch irgendwelche Vitaminpillen erreichen läßt.

Wir wollen nur eine ganz einfache Analyse einzelner Aspekte des menschlichen Liebeslebens machen. Die dann eventuell in Betracht kommende Behandlung wird sich vorrangig auf den Menschen als solchen beziehen. Erst wenn wir ein kleines Fünkchen der Erkenntnis entfacht haben, können wir dieses u. a. durch Verwendung von Pflanzen, Mineralien und Metallen zu einem heilsamen Feuer werden lassen. Den ersten Schritt in Richtung eines glücklichen und vor allem harmonischen Liebeslebens muß jeder selbst tun. Wer das begriffen hat, wird feststellen, daß in der Liebe jeder Zwang im Grunde unmenschlich und offenbar von solchen Leuten ersonnen ist, die die

Stimme ihres Herzens nicht mehr hören. Es ist eine traurige Tatsache: Aus falschverstandener Liebe haben viele Menschen ihre eigene Persönlichkeit eingebüßt oder die Erfahrung gemacht, daß Gleichgültigkeit und Teilnahmslosigkeit kaum geeignet sind, ein eigenes Persönlichkeitsbild zu entwickeln. Ein harmonisches Liebesleben ist nicht an den Fragen ausgerichtet „Was bietet mir der Partner?" und „Was will ich von ihm?", sondern man fragt „Wer bin ich, und wie verhalte ich mich dem anderen gegenüber?". Wir müssen uns erst einmal auf unsere Geisteskraft besinnen, ehe wir einer Ausstrahlung fähig sind. Unser innerer Frohsinn, unser tiefer, persönlicher Optimismus, *das* sind die Träger einer hochwertigen Relation.

„Optimismus kommt von Gott. Pessimismus ist eine Ausgeburt des menschlichen Intellekts."

(Inayat Khan)

Präludium

Eigenwert

. . . wer (aber) sein Leben (um meinetwillen) verliert, der wird es finden . . .

(Matth. 16,25 f.)

Wenn ich andere glücklich mache, fühle ich Gottes
Wohlgefallen; wenn ich es versäume, fühle ich mich
ihm gegenüber schuldig.

(Inayat Khan)

Mensch, halte an! Wo willst du hin? Der Himmel ist
in dir; suchst du Gott anderswo, du fehlst ihn für
und für.

(Angelus Silesius)

Mensch, wirst du nicht ein Kind, so gehst du nimmer
ein, wo Gottes Kinder sind: Die Tür ist gar zu klein.

(Angelus Silesius)

O Mensch, kehr' in dich selber ein!
Hör', Träumer, das bedeutet:
Steig' in dein Herz und suche und sinne
aber – hole auch etwas heraus.

(Petrus de Genestet)

Und Gott schuf den Menschen ihm zum Bilde, zum
Bilde Gottes schuf er ihn; und schuf sie einen Mann
und ein Weib.

(1. Mose 1,27)

Der andere

Was du dem geringsten unter deinen Brüdern tust, das tust du mir.

(Matth. 25,40)

Wer reinen Herzens dem Nächsten zugetan, bietet sich Gott in Geist und Wahrheit an.

(Angelus Silesius)

Scherze nie mit einem Narren; wenn du ihm eine Blume zuwirfst, schleudert er einen Stein zurück.

(Inayat Khan)

Körper

Darum wird ein Mensch Vater und Mutter lassen und an seinem Weibe hangen, und werden die zwei ein Fleisch sein.

(Matth. 19,5)

Der Mensch ist von Anbeginn sein eigenes Werkzeug.

(Jean Louis Barrault)

Der Geist sündigt, nicht der Körper; und wo der Vorsatz fehlt, ist auch keine Schuld.

(Livius)

Wer unter euch ohne Sünde ist, der werfe den ersten Stein ...

(Joh. 8,7)

Jan Rap erklärt, ich bin ein chemisches Produkt.
Entrüste dich deswegen nicht, Freund Spiritualist:
Ich erleuchte nicht, ich werde erleuchtet; ich dachte gerade noch: Was wäre das doch für ein Mistfunk geworden.

(Petrus de Genestet)

Geist

Was aus Geist geboren wird, ist Geist.
(Joh. 3,6)

Wer unbeirrbar ist in Freude, Leid und Schmerz,
muß dem Wesen Gottes wohl sehr nahe sein.
(Angelus Silesius)

Der Geist ist willig; aber das Fleisch schwach.
(Matth. 26,41)

Mensch sein heißt Neues schöpfen.
(Fröbel)

Nur ein Ding ist weise: Die Einsicht, daß alles alles
lenkt.
(Heraklit)

1. Liebes-XYZ

Entsprechend dem Liebesleben dürfen Sie das einleitende Präludium im wahrsten Sinne des Wortes als ein Vorspiel auffassen.

Es wurde zusammengestellt, um Sie anhand philosophisch getönter Aussprüche in das weite Gebiet der Liebe einzuführen. Wie Sie sicher selbst gemerkt haben, kommt in diesen Zitaten das Wort „Liebe" gar nicht vor. Das ist kein Zufall. Es wäre mir ein leichtes gewesen, ein Büchlein dieses Umfangs mit geflügelten Worten über die Liebe zu füllen. Die Welt ist voll davon. Wenn wir einmal all die bekannten Aussprüche über Liebe oder auch Verliebtheit kritisch sichten, stellen wir fest, daß wahrscheinlich nichts so individuell, so strikt persönlich erfahren und erlebt wird wie die Liebe. Liebe ist folglich ein sehr abstrakter Begriff. So erschien es mir denn auch wenig sinnvoll, in diesem Büchlein altbekannte Aussprüche über die Liebe wieder aufzupolieren. Nein, ich will versuchen, einen anderen Weg zu gehen. Ob mir das gelingt, weiß ich noch nicht. Aber ich halte es für angebracht, daß wir vor der Behandlung thematischer Schwerpunkte (beispielsweise Umgang mit Kräutern) einige Überlegungen anstellen, die dazu beitragen sollen, daß jeder ein klareres Bild über die Liebe zu gewinnen vermag. Es geht also nicht um die Definition des Begriffes „Liebe", sondern darum, daß Sie zunächst einmal herausfinden sollten, *was Liebe für Sie persönlich sein könnte*.

In der Einleitung habe ich bereits von den vorherrschenden Auffassungen über das Liebesleben gesprochen. Sie führen leicht zu Floskeln wie „so ziemt es sich", „das gehört sich nicht", „dies ist richig und jenes ist falsch". Viel zu schnell und zu gedankenlos wird oft der Stab über Liebende gebrochen.

Obgleich sich allgemeingültige Ausgangspunkte finden ließen, kommen doch gelegentlich so persönlichkeitsgebundene Liebesbeziehungen vor, daß der Versuch einer Verallgemeinerung fast wie eine Vergewaltigung individuellen Liebeserlebens erscheinen würde.

Wir wollen es also bei ein paar unzusammenhängenden Gedanken bewenden lassen, die uns die Möglichkeit wahren Liebes-*Erlebens* einräumen. Es soll kein „Stoff" zum Nachdenken sein. Über Liebe gibt es nämlich nicht viel nachzudenken. Die Liebe allein vom Geschlechtlichen her sehen zu wollen, wäre auch einseitig. Unter Liebes-Erleben verstehe ich einen Komplex von Denken und Fühlen.

Das vorangestellte „Präludium" umfaßt vier Teilbereiche – den *Eigenwert,* den *anderen,* den *Körper* und den *Geist* – vier Begriffe, die meines Erachtens für jede Liebesbindung von essentieller Bedeutung sind.

Eigenwert

Merkwürdig, daß wir bei uns selbst beginnen, wenn es um das Thema Liebe geht. Gerade auf diesem Gebiet neigen wir doch dazu, mit schönen Worten Selbstverleugnung zu bekunden, den Partner über den grünen Klee zu loben oder Dienstbeflissenheit an den Tag zu legen und Artigkeiten parat zu halten; der andere ist das ein und alles *(für mich,* setzen wir im stillen dazu). Es fragt sich nur, ob ein solcher „Einbahnverkehr" der harmonischen Beziehung zweier Menschen dienlich ist. Wem das Gefühl für Eigenwert abhanden kommt, der verliert sich; er ist dann nichts und niemand mehr. Wie aber sollte der Partner an der Seite eines Nichts und eines Niemands glücklich werden können?

Eine lebensnahe Liebesbeziehung beginnt folglich mit der Erkenntnis des eigenen Wertes, der eigenen Persönlichkeit, der eigenen Möglichkeiten und Kapazitäten.

Verwechseln Sie aber das Gefühl für Eigenwert nicht mit Selbstherrlichkeit oder Egoismus. Es heißt vielmehr, daß wir uns – selbst wenn schon von einer Liebesbeziehung die Rede ist – gegenseitig den Eigenwert belassen müssen. Zahlreiche im Keim vielversprechende Liebesbindungen mündeten in die Tragik einer „Gefangenschaft", weil die Partner sich wechselseitig daran hinderten, eine eigene Persönlichkeit zu werden oder bleiben. Reichtum und Fruchtbarkeit einer Liebesbeziehung hängen meiner Ansicht nach nicht so sehr von äußeren Dingen ab als vielmehr von der Stärkung der Persönlichkeit, von der Optimalentfaltung innerer Kräfte. Je günstiger die persönliche Entfaltung verläuft, desto mehr Ausstrahlung haben wir, und desto mehr bedeuten wir unserer Umgebung. Was aber erleben wir oft in der Praxis? Die Liebesbindungen werden zu einem Tummelfeld für *Besitzansprüche* und die verschiedensten *Zwänge*. Laßt doch jedem Menschen sein Selbstwertgefühl! Versucht nicht, den Partner nach euren Vorstellungen umzukrempeln, sondern fördert seinen Reifeprozeß! Eine Liebesverbindung, die auf gegenseitiger Achtung vor dem Partner und dessen Persönlichkeit basiert, ist bestimmt dauerhafter als eine vielversprechende, überschwengliche Liebe, die sich im Laufe der Zeit als sublimiertes Besitzstreben entpuppt.

Die Liebe beginnt also tatsächlich bei uns selbst. Wissen Sie, mit der Liebe verhält es sich so wie mit unserem alten, gemütlichen Kachelofen. Am späten Samstagnachmittag wurde ich als Kind ins Bad gesteckt. Vater nahm unterdessen den Ofen aus. Wenn ich dann hinunterkam, fror und bibberte ich ein bißchen nach dem Bad. Der Ofen war gereinigt und mit Feuerholz beschickt. Noch ein wenig Spiritus auf einen Lappen geträufelt, ein Steichholz . . . und im Ofen begann es zu brennen. Ein wichtiger Augenblick war es immer, wenn die Kohlen auf das brennende Holz geschüttet wurden. Die Flammen erloschen . . . und doch . . . zwischen den schwarzen Brocken glühte es noch. Ich lag dann auf dem Bauch und wartete gespannt darauf, daß das Feuer Oberhand gewinnen würde. Und nach einiger Zeit sah man über den Kohlen tatsächlich wieder Flammen, und der Ofen wurde warm; er strahlte Wärme aus. Nun kam Mutter mit heißem Kakao, und wir scharten uns alle um den Ofen und genossen das Feuer, das uns alle mit Wohlbehagen erfüllte. In diesem Bild, sehen Sie, kommt der Eigenwert des Ofens zum Ausdruck. Das Bild läßt sich leicht auf den Menschen übertragen. Das Holz- bzw. Anheizfeuer brennt schnell und ungestüm; es entspricht der Phase der Verliebtheit. Dann kommen die dunklen Kohlen und drohen das Feuer zu löschen. Im Leben des Menschen sind sie der rauhen Wirklichkeit, den Prüfungen und Schicksalsschlägen vergleichbar. Und so, wie im Ofen noch Glut im Verborgenen glimmt (oder auch nicht), so kann auch beim Menschen die Liebe noch weiterschwelen.

Verfügt das Feuer über ausreichend „Eigenwert", d.h. ist es stark genug, so kann es das Dunkel (die Kohlen) überwinden. Ebenso verhält es sich beim Menschen. Wenn seine innere Kraft, sein Selbstbewußtsein stark genug ist, vermag er den Realitäten zu trotzen, die eine Verliebtheit stets dämpfen. Ein solcher Prozeß braucht seine Zeit. Es kann durchaus sein, daß in einer Ehe erst nach Jahren die innere Wärme zum Durchbruch kommt. Passen Sie also mit vorzeitigen Rückschlüssen und Folgerungen auf! Viele Ehen enden, ohne daß man ihnen die Zeit gelassen hätte, sich zu entfalten und wohlige Wärme aufkommen zu lassen. Partner müssen einander also die Möglichkeit einräumen, einen Eigenwert zu entwickeln.

Schön, sinnvoll und ein wenig geheimnisumwittert ist so ein altmodischer Ofen, vor dem ein Kind versonnen in die Glut blickt, auf den Durchbruch der Flammen wartet und seinen Träumen nachhängt.

Die Zitate im „Präludium" regen Sie möglicherweise an, einmal über Ihren Eigenwert nachzudenken.

Der andere

Nachdem wir uns auf diese Weise gestärkt und gefestigt haben, können wir uns mit „dem anderen" befassen. Das heißt, jetzt erst sind wir imstande, auf den Partner einzugehen.

Mit dem, was er von uns *erhält*, ist ihm kaum gedient, wohl aber mit der Art und Weise, wie wir ihn *annehmen* (akzeptieren).

Wieviel persönliche Charakterschwäche wird doch durch kleine, dem anderen mitgebrachte „Aufmerksamkeiten" vertuscht! Denken wir nur an den Rosenstrauß, den der von Gewissensbissen geplagte Ehemann seiner Frau überreicht, um sie mit dieser Galanterie einzulullen. Viele dieser „Blumenmänner" zeichnen sich durch besondere Lebensklugheit aus.

Wenn einer am Blumenstand „rasch noch ein paar Nelken kauft", hört man zuweilen beiläufig fragen: „Wohl um daheim wieder schön' Wetter zu machen? Dann würde ich diese Farbe nehmen – macht sich doch gut, nicht wahr?" Und wenn der Betreffende dann mitsamt seinem schönen Strauß in der Straßenbahn steht, kann es sein, daß er ganz beiläufig vom Schaffner eine ähnliche Bemerkung zu hören bekommt. Glücklicherweise gibt es freilich auch andere Anlässe, jemandem Blumen mitzubringen.

Behandeln Sie Ihren Partner stets mit der nötigen Behutsamkeit. Machen Sie ihn nie zu einem Kalkül. Liebe kann für den anderen nämlich tödlicher sein als die schlimmste Krankheit. Viele Liebesbeziehungen sind einseitig-fanatische Manipulationen, die auf einen Profit abzielen – auf einen stark egoistisch getönten allerdings.

Vielleicht können wir dem Partner das größte Geschenk damit machen, daß wir ihm einfach ein wenig wohlwollende *Beachtung* widmen, indem wir ihm einfach einmal zuhören und seine Erlebnisse nachzuempfinden versuchen. Das wirkt wie guter Dünger auf das Pflänzchen mit Namen Liebe. Und die Früchte, die man erntet, kommen beiden Partnern zugute.

Lassen Sie sich die „Präludium"-Zitate noch einmal durch den Kopf gehen, auf daß „der andere" sich zu neuen Dimensionen entfalte!

Körper

Mit unserem Körper hat uns der Schöpfer einen geradezu genialen Apparat beschert. Und so, wie ein jeder Apparat gut gepflegt und unterhalten sein will, so sollten wir auch unseren Körper möglichst optimal instandzuhalten trachten. Gerade in Liebesdingen ist dies sehr wichtig. Nicht selten entstehen Probleme dadurch, daß wir unsere Körper vernachlässigen. Hinzu kommt, daß man im Körper häufig ein „Instrument der Begierden" sieht. Insbesondere bei der

Abgrenzung der Begriffe „gut" und „böse" spielt das eine große Rolle. Bedauerlicherweise wird das rein Körperliche gelegentlich zu etwas Minderwertigem abgestempelt. Ich erinnere mich noch gut, wie meine Tante von einem „Jungen auf der Straße", der immer „hinter den Mädchen her war", verächtlich sagte: „Er benimmt sich wie ein Tier. Entsetzlich, daß er seinen Körper derart mißbraucht."

Solche Aussprüche kennzeichnen die Denkweise vieler Menschen, die – nicht selten in sektiererisch getönte Sittlichkeitsvorstellungen verstrickt – mit ihrem Körper eigentlich nichts anzufangen wissen. Es gibt auch heute noch genug Sterbliche, die sich schwertun mit Prüderie und falscher Scham. Glücklicherweise klingen aber derart engstirnige Moralbegriffe allmählich ab.

Verstehen Sie mich bitte richtig, ich habe nicht vor, dem anderen Extrem das Wort zu reden und das Körperliche überzubewerten. Nein, es geht mir lediglich um die nötige Ausgewogenheit.

Wer die Funktionen seines Körpers recht begreift, wird bald selbst merken, wie das Verhältnis zum Partner harmonisiert werden kann. Da gibt es keine Persönlichkeitsspaltungen mit einerseits geistigen Höhenflügen und andererseits körperlicher Hingabe (die hinterher als „unwürdig" abgetan wird). Wer seinen Körper richtig bewerten kann, dürfte kaum Schwierigkeiten bei der Klärung der Frage haben, was man tun oder lassen sollte. In der Schöpfungsgeschichte wird in dieser Hinsicht eine deutliche Sprache gesprochen. Da heißt es sinngemäß: „Als Gott die Menschen schuf, *sollten Mann und Frau ein Fleisch werden.*" Wenn man das liest, denkt man nicht an Händchenhalten oder dergleichen. Nein, der Ausspruch läßt an Deutlichkeit nichts zu wünschen übrig; es geht um die körperliche Vereinigung. Auch von Geist steht nichts geschrieben oder von eventuellen Voraussetzungen und Vorbehalten; ebensowenig liest man da von Sünde oder Ethik. Das alles ist viel später entstandenes menschliches Beiwerk, das sich häufig sogar recht störend ausgewirkt hat.

Soll doch der Körper zum Erleben der Urharmonie beitragen und nicht durch pseudoethische Zwangsvorstellungen zur Zweitrangigkeit herabgewürdigt werden! Wenn in der partnerschaftlichen Beziehung der Geist „Hochzeit" feiert, will der Körper ja mithalten. Was aber zeigt uns die Praxis nur allzu oft? Verkrampfte, ziemlich frustrierte Menschen, die kaum imstande sind, ihre an sich ganz normalen Gefühle zu verarbeiten oder zu sublimieren. Dies geht sogar soweit, daß geistige Kontakte nicht produktiv weiterentwickelt werden, weil die Betreffenden im Unterbewußtsein den logischerweise an den geistigen Kontakt gekoppelten körperlichen Kontakt als unschicklich oder unmoralisch empfinden. Durch die verschiedensten Verhaltensregeln verbaut sich der Mensch die Möglichkeit „er selbst" zu sein. Warum aber soll man als Mann keine körperlichen Gefühle zum Ausdruck bringen, wenn diese im Einklang stehen mit einem geistigen Kontakt zu einer Frau? Und weshalb sollte eine Frau keine körperliche Verbindung mit einem Mann wollen, wenn sie gerade ein interessantes Gespräch mit ihm geführt hat, in dessen Verlauf ihr das Gefühl einer inneren Wesensverwandtschaft kam? Ja, warum eigentlich nicht? die Anwort ist so simpel wie lächerlich: weil es sich nicht schickt. Und weshalb schickt es sich nicht? Weil . . . weil . . . und dann kommen eine ganze Menge skurriler Gedankensprünge.

Freilich muß man immer von einer gewissen Ausgewogenheit und Verhältnismäßigkeit ausgehen; denn nur dann kann der Körper anläßlich eines fruchtbaren geistigen Erlebnisses harmonisch in Funktion treten. Ich plädiere hier keineswegs dafür, daß jeder gleich mit jedem ins Bett gehen sollte. Ich will nur zum Ausdruck bringen, daß viele Menschen „sie selbst" sein könnten – und zwar körperlich wie auch geistig –, wenn das berüchtigte Bett nicht einen ethischen Spannungsfaktor in vielen Mann-Frau-Beziehungen darstellen würde. Aber wenn wir uns mit dem anderen auf der gleichen Wellenlänge befinden, weshalb sollte dann nicht auch der Körper auf seine Rechnung kommen? Solange wir die Verantwortung *uns selbst gegenüber* nicht aus den Augen verlieren, ist meines Erachtens ein körperlicher Kontakt, der sich aus einer intuitiv-geistigen Relation ergibt, nicht anstößig. Ich vermute sogar, daß viele Mann-Frau-Bindungen, die den Charakter der oben geschilderten natürlichen Urbeziehung tragen, weitaus christlicher und menschlicher sind, als ein Großteil der Wollustbefriedigung, wie sie sich oft unter dem Deckmantel der sittengerechten Institution „Ehe" abspielt. Nicht, daß ich gegen die Ehe wäre! Im Gegenteil. Aber die Ehe darf nie zu einer legalisierenden Einrichtung werden, welche einem rein körperlich orientierten Sexualleben Vorschub leistet. Die Partner würden einander an Körper und Geist nur Schaden zufügen, wenn sie die Ehe zur Legalisierung ihres Trieblebens mißbrauchten. Mit Liebe hat die Ehe viel weniger zu tun als man schlechthin meint. Eine echte Freundschaft ist wahrscheinlich ein bedeutend wirksameres Bindemittel; sie ist gewissermaßen der Zement der Ehe.

Haben Sie den Mut, auf die Stimme Ihres Körpers zu hören und ihr zu folgen. Aber lassen Sie darüber den Geist nicht außer acht.

Geist

Auf einer Englandreise besuchte ich mit meiner Frau und meiner kleinen Tochter u. a. viele Kathedralen. Wer so imposante Bauwerke je zu Gesicht bekommen hat, weiß, daß sie einem zum Erlebnis werden können. Kühn angelegt sind sie und unbeschreiblich beeindruckend. Meine damals Vierjährige war besonders begeistert: Da gab es so viele Stufen hinauf- und herunterzuspringen und die Fülle bildlicher Darstellungen an den Grüften zu bestaunen! Ja, das fand sie wirklich wunderbar. Und doch fehlte immer etwas. Wie majestätisch diese Bauwerke auch sein mochten, sie kamen mir stets vor wie riesige schlafende Körper. Freilich, alles war am rechten Fleck, nur etwas Belebendes fehlte dieser Kathedrale, um sie glaubhaft zu machen. Natürlich, es gab wohl viele Touristen und Umtrieb genug . . . aber irgendetwas vermißte man eben . . . bis, ja, bis irgendwo in diesem gigantischen Bauwerk das Gemurmel der Besucher verebbte und plötzlich Orgelspiel erklang, nicht einmal laut. Gleich darauf fiel dann der Chor ein –

sechzehn Knaben, Bässe und Tenöre – und erfüllte den Raum. Aber eigentlich geschah mehr als nur das:

Dieser Riesenbau begann auf einmal zu atmen, zu leben, „er selbst" zu sein. Und nun meldete sich meine kleine Tochter: „Papa", sagte sie, „ob der Mann, der da schläft . . . ja, der so einen Hut hat wie der Nikolaus . . . ob der das jetzt auch hört und ob der das auch so schön findet wie du?" – „Ja, mein Kind, der hört es sicher auch." – „Aber der ist doch aus Stein?" – „Tja, das stimmt schon, aber . . ." – „Ach, ich weiß schon: Singen macht alle froh. Auch die Steine in der Kirche werden froh. Sieh nur! Heb' mich doch nochmal hoch, Papa, dann kann ich besser sehen. Ja, der Mann aus Stein sieht jetzt ganz anders aus als vorhin."

Da ist man dann als Erwachsener etwas ratlos und hört dem munteren Geplapper eines vierjährigen Kindes zu – mitten in einer Kirche, die plötzlich zum Leben erwacht ist. In solchen Augenblicken fragt man sich unwillkürlich: Was ist es denn, das die toten Steinmassen belebt? Was vermag kalte Materie zu einer Quelle der Inspirationen zu machen? Wie begründet sich dieses deutlich spürbare Kräftespiel? Und man begreift auf einmal den Sinn der uralten Offenbarung, wo es sinngemäß heißt: „Ich geriet in geistige Verzückung am Tage des Herrn." Plötzlich entdeckt man während irgendeiner Rundreise die Realität eines so mystischen Begriffs wie „Geist". Meine kleine Tochter drückte es so aus: „Weißt du, Papa, wenn du auch nicht richtig da bist, bist du doch da."

Über „Geist" läßt sich nicht diskutieren. Aber man kann ihn wahrnehmen, erleben, wenn man nur bereit ist, sich ihm zu öffnen. Eigentlich kann ich Ihnen das nicht recht erklären, mir fehlen dazu die Worte. Ein solches Erleben ist derart überwältigend, derart inspirierend und überzeugend, daß jeder Vergleich unzulänglich wäre. Wirkliche Geisteskraft verstehen an sich nur Menschen, die bei aller Nüchternheit sich doch Gefühlen hingeben und sich von ihnen tragen lassen. Der Geist vermittelt einem jene Momente, in denen die uns umgebenden Realitäten belebt werden. Es ist damit wie mit den alten Kathedralen: Sie sind erstarrte Geisteskraft, die zu neuem Leben erweckt werden kann, wenn der Mensch kosmische Kräfte mittels seines Odems in geistige Realität umsetzt. Der Atem stellt nämlich den Grenzbereich zwischen Geist und Materie dar. Ein Kind benutzt seinen Atem noch zum Singen, wenn es die intuitiv verspürten kosmischen Kräfte gestalten will. Wenn wir den Kosmos, das All, als Analogie des Göttlichen schlechthin auffassen (also nicht des einen oder anderen uns von einer Kirche oder Glaubensbewegung vorgezeichneten Gottes), so verstehen wir, daß es in einem Psalm heißt: „Alles, was Atem hat, lobe den Herrn." Wer derart atmet, atmet Geist. Diese Kraft ist es, die den Menschen großer Gedanken befähigt, die ihn über Lebloses, über die kalte Materie hinaushebt. Es ist die Kraft, die vermutlich das Geheimnis dessen ist, was wir „Leben" nennen. Wir wissen alles über die Entstehung von Leben, über Nucleinsäure, Zellteilung, Genstrukturen usw., usw. Unbeantwortet bleibt allerdings die Frage: Was macht das Leben eigentlich wirklich zu „Leben"? – Geisteskraft und nichts anderes.

Ist das nachweisbar? Freilich – sofern man bereit ist zu glauben, daß der Zeiger des Meßgerätes ausschließlich auf jene innere Wärme reagiert, die man Liebe nennt.

Der Chor hatte aufgehört zu singen. Die Orgel war verstummt. Das kleine Mädchen sagte leise: „Hörst du, Papa, die Kirche ist ganz voll." – „Wie meinst du das?" fragte ich. – „Na ja", antwortete das Kind, „die Jungs haben die ganze Kirche vollgesungen, hör' doch. Und der Mann mit dem Nikolaushut lächelt noch immer . . . und die Zwerge auch, die neben seinen Füßen stehen . . . sie finden es alle schön."

Wir verließen die Kathedrale. Draußen blühten die Linden. Und wieder krähte die Kleine vergnügt: „Riechst du das, Papa? Wie das duftet! Ob die Bäume die Jungs auch singen gehört haben? Es ist, als ob sie froh werden durften. Kann ein Baum auch singen, Papa?"

„Soll ich dir mal eine Geschichte erzählen? Also, es war einmal ein Baum, der konnte richtig atmen wie ein Mensch. Und als . . ."

„Ich weiß schon, wie es weitergeht . . . dann kam bestimmt ein Vogel und setzte sich auf den Baum. Hahaha, ulkig, die Geschichte. Kriege ich jetzt ein Eis, Mama?"

Im Neuen Testament heißt es: „*Wer das Reich Gottes nicht aufnimmt wie ein Kind, wird in dasselbe nicht eingehen*" (Matth. 10,15).
Man könnte auch sagen: Wer zu Lasten seiner intuitiven Unbefangenheit erwachsen sein will, verleugnet seinen Geist und damit sein Leben.

2. Mars, Venus und Neptun – Sex, Beziehung und Geist

Es hat einmal eine Zeit gegeben, in der der Mensch imstande war, die großen kosmischen Schemata, an denen wir alle teilhaben, in einer Symbolsprache zu beschreiben. Solche Darstellungen finden wir beispielsweise in der griechischen Mythologie, in der Bibel, im chinesischen I Ging usw.

Das Wesen aller Lebensstrukturen wurde in Bildern zum Ausdruck gebracht, die der Mensch zu begreifen vermag. Seit er denken kann, hat sich der Mensch mit der Analyse und Beschreibung der Relation zwischen dem *Wesen* des Makrokosmos (des Sternenhimmels) und des Mikrokosmos (den irdischen Lebensformen) beschäftigt.

Mit diesen Zusammenhängen befaßt sich auch ein Zweig der Astrologie. Den Ausgangspunkt bildet der Makrokosmos. Dabei geht es allerdings nicht um die astronomische Bedeutung des Sternenhimmels, sondern um die philosophischen Urbilder, von denen wir annehmen, daß sie den kosmischen Körpern (also den Himmelskörpern) innewohnen. Der Nutzen einer Kenntnis der kosmischen Schemata besteht darin, daß wir vieles auf Erden besser zu ergründen und zu begreifen vermögen, wenn wir auf ein sehr altes Gesetz zurückgehen, das lautet: *Wie oben, so unten.* Es gibt eine Form der Übereinstimmung (wir sagen auch Analogie dazu) zwischen den Gesetzmäßigkeiten des Makrokosmos und den Erscheinungsformen auf Erden. Vieles vom Wesen des Makrokosmos kann man u. a. den griechischen Mythen entnehmen.

Dort ist von Göttern die Sprache, deren Namen gleichlautend sind mit denen altbekannter Himmelskörper. Mit anderen Worten: Wer das Wesen des Gottes Zeus (Jupiter) durchschaut hat, begreift auch ein wenig vom *philosophischen* Wesen des gleichnamigen Planeten. Doch nicht allein die griechische Mythologie befaßt sich mit der Beschreibung kosmischer Schemata, auch im chinesischen I Ging, der Bibel, dem Tarot und vielen anderen philosophisch ausgerichteten Schriften finden wir Hinweise auf die Beziehung Makrokosmos – Mikrokosmos. Unser Leben umfaßt unvorstellbar viele *äußerlich* verschiedene Erscheinungsformen. Wer sich einigermaßen in den kosmischen Gesetzmäßigkeiten auskennt, weiß, daß sich all diese Milliarden Erscheinungsformen auf zehn KGV (kleinste gemeinsame Vielfache) reduzieren lassen, die ihrerseits wieder den uns heute bekannten Planeten entsprechen (Sonne, Mond, Merkur, Venus, Mars, Jupiter, Saturn, Uranus, Neptun und Pluto). Hierzu sei am Rande bemerkt, daß in der Astrologie der Einfachheit halber auch Sonne und Mond zu den Planeten gezählt werden.

In meinen Büchern *Gesund sein mit Metallen* und *Krank sein – lästig aber doch gesund* befasse ich mich näher mit dieser Thematik. Ich versuche dort, ausführlicher auf das Wesen der Himmelskörper und entsprechende Erscheinungsformen auf Erden einzugehen.

Den im vorliegenden Büchlein behandelten Stoff können wir vor dem Hintergrund der makrokosmischen Schemata Neptun, Venus und Mars betrachten. Ich muß mich allerdings auf konzentrierte Aussagen über das Wesen dieser drei Planeten beschränken.

Mars

Mars ist in der griechischen Mythologie der Gott des Krieges. Nebenbei sei erwähnt, daß es merkwürdigerweise dem Mars nicht so sehr darauf ankam, für wen er zu Felde zog, wenn er nur kämpfen durfte. Alle Sagen, in denen der Mars eine Rolle spielt, lassen sich auf einen gemeinsamen Nenner bringen: *Tatkraft, Energie*. Die Sexualität ist eine Äußerungsform dieses kosmischen Mars-Schemas. Der Geschlechtsakt ist ja eine mit den Begriffen Energie und Tatkraft verknüpfte Manifestation. Ein Mensch, in dessen Geburtshoroskop der Mars eine dominierende Position einnimmt (beispielsweise im Aszendenten, also unmittelbar am östlichen Horizont), wird entsprechend

starke sexuelle Bedürfnisse haben. Im Körper beeinflußt der Mars allerdings nicht nur die Geschlechtsdrüsen, sondern auch die Galle. Bei den Ausführungen über Bohnenkraut komme ich darauf noch zu
sprechen.

Probleme auf sexuellem Gebiet zeigen sich im Geburtshoroskop immer als Marsprobleme. Auch ihre
Lösung ist aus dem Horoskop ersichtlich: Man muß
dazu nur nach günstigen Konstellationen des Mars
zu anderen Planeten suchen.

Venus

Mythologisch steht die Venus ganz im Zeichen der
Begriffe *Relation* und *Bindung,* was sich u. a. darin
äußert, daß sie die Göttin der Schönheit und der
Künste ist. Schönheit und Kunst gelten bekanntlich
im Leben gleichfalls als „bindende" Faktoren.

Im Liebesleben spielt, wie jeder wird zugeben müssen,
das Element „Bindung" eine besonders wichtige
Rolle.

Ohne Bindung ist keine Liebe, kein Kontakt zum
Partner denkbar. Bezeichnenderweise finden wir im
Geburtshoroskop Unverheirateter häufig eine „kon-
taktarme Venus", woraus sich das Junggesellentum
bzw. das Fehlen einer sonstigen Partnerschaftsbeziehung leicht erklären läßt. Eine gute Mars-Venus-Kon-
stellation im Geburtshoroskop deutet immer auf ein
reiches und intensives Liebesleben. Denn Tatkraft und
Bindung sind hier ja eng miteinander verknüpft.

Neptun

Hierbei geht es um ein kosmisches Schema, das in
der Mythologie vom Neptun (Poseidon) verkörpert
wird. In meinem bereits erwähnten Buch *Gesund sein
mit Metallen* schildere ich, was sich auf Erden ab-
spielte, als dieser Planet entdeckt wurde. Gasbeleuch-
tung und Äthernarkose sind beispielsweise wichtige
Fakten. Der dem Neptunschema entsprechende
Aggregatzustand ist die Gasform. Sie zeigt die We-

senszüge der Verflüchtigung und der Auflösung (Liquidation). Um die Zusammenhänge zwischen Neptunschema und Liebesleben verstehen zu können, müssen wir uns noch einmal an das im vorigen Kapitel genannte Beispiel vom Kohlenofen erinnern. Wenn wir die Wärme, die Romantik, die uns das Bild vom Kohlenofen suggeriert, einmal beiseite lassen und uns mehr mit dem befassen, was in diesem Ofen de facto vorgeht, entdecken wir folgendes: Zuerst ist das Holz da, das mit Hilfe von Spiritus oder dergleichen angezündet wird, so daß die Flammen hoch auflodern. Wenn das Feuer am stärksten ist, schüttet man Kohlen auf. Dies hat zur Folge, daß das hell flackernde Holzfeuer nahezu erstickt wird und sich Rauchschwaden durch die Kohlebrocken hindurch ihren Weg in den Schornstein bahnen. Unter den schwarzen Kohlen glimmt das eigentliche Feuer aber weiter, bis sie sich so stark erhitzt haben, daß sie Gase absondern. Bald bemerken wir, wie sich diese Gase, die zunächst noch unverbrannt in den Schornstein abgeleitet wurden, entzünden. Wir sehen dann blaue Flämmchen über den Kohlen tanzen. Im Ofen vollzieht sich die Zündung der Gase meist mit einem deutlich wahrnehmbaren Puff-Geräusch. Diesen Augenblick sehnte ich beim Feuermachen immer mit besonderer Spannung herbei. Er brachte mir die Gewißheit, daß der Ofen gut brennt. Das unter den Kohlen schwelende Feuer hatte Oberhand gewonnen. Die sich hinter diesem „Ofen-Bild" verbergende Philosophie läßt sich ganz und gar auf unser Liebesleben übertragen. Das rasch auflodernde Holzfeuer ist mit einer ersten Verliebtheit vergleichbar; es ist stark und leidenschaftlich. Kurz danach kommen die düsteren Realitäten des Alltags (z. B. in den ersten Ehejahren). Und ebenso wie beim Heizen kommt dann für die Liebesbeziehung ein ganz kritischer Augenbli k, in dem sich zeigen muß, ob das „innere Feuer" stark genug ist, den Attacken von außen zu trotzen u .d sie zu überdauern. Das Feuer in den menschlichen Relationen kann – analog zum Feuer im Ofen – lange Zeit „zugeschüttet" und fast erloschen sein. Im ungünstigsten Fall geht es sogar aus und muß neu entzündet werden. Doch wenn alles gutgeht, schwelt die

Glut im Innern weiter und gibt ihre Wärme an die Umgebung (die Kohlen) ab.

Und nun vollzieht sich ein merkwürdiger Prozeß. Das Feuer, das man kaum mehr wahrgenommen hatte, weil es zutiefst unter einer Lawine von Lebensumständen (den Kohlen) geschlummert hatte, tritt plötzlich in reinerer Form wieder in Erscheinung. Die innere Glut erhebt sich also über die Umstände und verzehrt die Unbilden des Lebens. Das ist in einer Liebesbeziehung der Augenblick, da sich die echte Liebe bildet – eine Liebe, die ihrem Wesen nach Geisteskraft ist. Das ist eine Liebe, die nichts mit Sex, Emotionen und überschwenglicher Begeisterung zu tun hat. Es ist vielmehr eine im Menschen schlummernde Urkraft, die ihn über sich selbst hinauswachsen läßt.

Ebenso wie im Ofen kommt es auch bei dieser dem Menschen innewohnenden Geisteskraft nicht selten zu einer explosionsartigen Zündung. Ich meine damit, daß das Bewußtwerden der persönlichen Geisteskraft, die Erkenntnis, daß wir irdischen Geschöpfe als Ebenbilder Gottes geboren werden, sehr oft mit einem Erlebnis vom Charakter eines tiefgreifenden Ereignisses zusammenfällt. *Die Erkenntnis des Göttlichen im Menschen ist die Erkenntnis einer Urharmonie der Dinge. Und diese bildet die Grundlage eines Begriffes und einer Realität, die wir als Liebe bezeichnen können.*

Ich höre noch meinen Großvater am Tage seiner Goldenen Hochzeit sagen: „Liebe – ach, Junge, eigentlich weiß ich nicht, was das ist. Ich weiß nur, daß ich im Laufe der Jahre deine Großmutter liebzugewinnen *gelernt* habe." Und dann denke ich im stillen: Wir aber, die wir in einer Welt des sozialen Fortschritts leben, meinen, alles über Liebe und ihre Wirkungsweise zu wissen – notabene in zentralbeheizten Häusern mit Radiatoren, die zwar praktisch aber doch unpersönlich-kühl sind.

Wir müssen nach dem kosmischen Neptun-Prozeß in uns suchen. Wir müssen die rechte Ausgewogenheit zwischen Leidenschaft und Geisteskraft finden (zwischen dem lodernden Holzfeuer und dem schließlich erfolgenden Flammenspiel über den Kohlen).

Verhält es sich nicht so, daß im Ofen das „Anheiz-feuer" (Verliebtheit und Leidenschaft) letztlich ganz und gar im endgültigen Feuer aufgeht? Dasselbe gilt auch für menschliche Beziehungen. Vielleicht ist der Grund für das Scheitern vieler Ehen und sonstiger Partnerschaften darin zu suchen, daß die Betreffenden sich nie ihrer Geisteskraft bewußt geworden sind, wodurch dann nach Abklingen der ersten Leiden-schaft eine innere Leere entstanden ist: Man hatte sich gegenseitig nichts mehr zu bieten. Verstehen Sie nun, weswegen ich im „Präludium" dieses Büchleins zunächst auf den Begriff Eigenwert eingegangen bin – nicht als Faktum egoistischer Prägung, sondern zur Erkenntnis der eigenen Geisteskraft, die imstande ist, Liebe reifen zu lassen, die einem Partner die Mög-lichkeit einräumt, dem anderen als wahrhafter „Mit-Mensch" begegnen zu können.

An dieser Stelle sei eine Empfehlung für die Praxis gestattet: Sollte das Liebesfeuer – durch welche Um-stände auch immer – einmal ausgehen, verhalten Sie sich wie ein guter Heizer: Säubern Sie zunächst gründ-lich den Rost und beginnen Sie dann ganz von vorn.

Hin und wieder gelingt es wohl einmal, den Inhalt eines ausgegangenen Ofens erneut zum Brennen zu bringen, indem man einen spiritusgetränkten Lappen in den Aschenkasten legt und anzündet. Wenn der Ofen allerdings zu hoch mit Kohlen gefüllt ist, hat man damit kaum Erfolg. Ähnlich verhält es sich im Leben. ist die Glut einer Partnerschaftsbeziehung er-loschen, so muß man erst einmal mit sich selbst ins reine kommen, ehe man sich anschickt, das Feuer wieder zu entzünden. Wir dürfen dem anderen näm-lich nicht die Rückstände eines früheren Feuers zu-muten; sie belasten die neue Bindung nur unnötig. Wohl aber dürfen wir ihm mitteilen, daß wir um eine Erfahrung reicher geworden sind.

Lassen Sie das Feuer einer menschlichen Relation nie zu stark brennen. Dadurch kommt es zu Schlacken-bildung. Und so, wie dies im Ofen zu einer mangel-haften Durchlüftung führt, so entstehen bei einem zu heißen Liebesfeuer häufig Rückstände, die einer Fort-führung der Verbindung dann hinderlich werden können.

Ach, einen Menschen gernhaben – was ist das für ein wundervolles Gefühl, wenn man zusammen an einem jener altväterlichen Kachelöfen sitzt, sich gegenseitig und gemeinsam am Ofen wärmend! Krönen Sie eine solche Gelegenheit ruhig mit einem Gläschen guten Weines. Wir brauchen ja – selbst bei einem in kosmischen Bewußtsein geführten Leben – die guten Gaben der Mutter Natur nicht zu verschmähen.

Stoßen Sie eingedenk der inneren Geisteskraft auf Ihr Wohl an, und vergegenwärtigen Sie sich, daß das erste von Christus auf Erden vollbrachte Wunder die Wandlung von Wasser in Wein bei der Hochzeit von Kana war. Bezüglich unserer materiellen Lebensverhältnisse dürfen wir ebensowenig zu puritanisch sein als zu elitär, noch sollten wir im Hochgefühl unserer vermeintlichen geistigen Errungenschaften schwelgen.

Vergessen Sie nie, im Wein eine Verkörperung wahrer Geisteskraft zu sehen. Diese Tatsache führt sicher dazu, daß manche moralisierende Gesinnungsströmungen den Genuß von Wein so strikt ablehnen. Möglicherweise befürchten ihre Anhänger die Entfesselung ihrer eigenen Geisteskraft durch den Wein (Geist – Wein – Alkohol – Spiritus), weil dann der begrenzte Wahrheitsgehalt ihrer Auffassungen ans Licht käme.

Nun gut, zögern Sie jedenfalls nie, bei einem Plauderstündchen am lebensnahen Ofen das Spiel der (geisteskräftigenden) Flammen zu beobachten und dabei mit Ihrem Partner einen guten Tropfen zu genießen. Entfachen Sie gemeinsam das Feuer. Oder – in kosmischen Begriffen gesprochen –, lassen Sie das Neptunschema ausgiebig in sich wirken. Wer so lebt, versündigt sich nicht – weder an sich selbst, noch am Göttlichen.

Wer klug ist, ergründe, was ihm der Geist anbietet!

3. Verwendung von Heilkräutern

Ein Großteil der heute industriell erzeugten Heilmittel hat gewissermaßen „pflanzliche Ahnen". Als die moderne Chemie mehr und mehr an Boden gewann, befaßte sie sich u. a. auch damit, Pflanzen auf ihre chemischen Bestandteile zu untersuchen. Man kannte ja die Heilwirkung verschiedener Kräuter und schickte sich nun an, auf dem Wege der Analyse diejenigen Stoffe zu isolieren, die diese Heilwirkung ausüben. Bald gelang es den Wissenschaftlern auch, solche Substanzen künstlich herzustellen. In unserem Jahrhundert ist man in noch stärkerem Maße dazu übergegangen, die verschiedendsten Wirkstoffe industriell zu produzieren. Die Pflanze wurde abgeschrieben. Man brauchte sie nicht mehr. Der menschliche Verstand hatte gesiegt. Der Mensch beherrschte das Geschäft bald besser als die Natur. So eine hübsche, weiße maschinell erzeugte Tablette ist doch sicher hygienischer, wirksamer, ja wohl sogar zuverlässiger als eine Tasse Kräutertee – oder? Der Durchschnittsarzt unserer Tage sieht im Menschen ein physisch-chemisches Gebilde. Und von diesem Standpunkt aus behandelt er auch Krankheiten. Folglich wirken moderne Medikamente vornehmlich auf den physisch-chemischen Teilbereich des Menschen. Der Mensch ist allerdings *mehr* als ein physisch-chemisch funktionierender Apparat – ebenso wie die Pflanze *mehr* ist als ein Konglomerat chemisch nachweisbarer Stoffe. Eine Behandlung auf pflanzlicher Basis, die ausschließlich auf der Wirkung chemisch nachweisbarer Substanzen basierte, wäre zu einseitig. Pflanzen beheben ja nicht nur bestimmte Störungen im physisch-chemischen Teilbereich des Menschen – nein, sie beeinflussen den *ganzen* Menschen. Berühmte (im Sinne von lebenserfahren) Ärzte und Philosophen der Vergangenheit haben uns zahlreiche Hinweise hinterlassen, wie sich solche Prozesse abspielen. Vor allem die Werke von Hippokrates und Paracelsus sind sehr aufschlußreich. Um etwas von den Geheimnissen der Natur erahnen zu können, müssen wir uns vorstellen, daß das Wesen der Pflanze dem eines Menschen entspricht. Die Menschheit setzt sich aus vielen Gruppen zusammen, deren Angehörige jeweils bestimmte gemeinsame Merkmale und Eigenschaften aufweisen. Genauso verhält es sich bei den Pflanzen. Ich erinnere mich noch gut an einen Tag, an dem ich als Kind in ein benachbartes Dorf kam, wo ein alter Mann in seinem Vorgarten saß und bedächtig sein Pfeifchen schmauchte. Als ich an ihm vorüberkam, kniff er die Augen zusammen und musterte mich von Kopf bis Fuß. Dann meinte er trocken: „Wenn man dich so ansieht, sollte man meinen, du wärst einer der Sprößlinge vom ollen Job Huibers." Ich lief feuerrot an und bestätigte ihm verlegen, daß er da ganz recht gesehen habe. Diese kleine Szene hat mich noch lange beschäftigt. Später, viel später, als ich mich mit Botanik zu befassen begann, wurde mir die Bedeutung dieses Kindheitserlebnisses klar: Man sieht eine Pflanze, weiß aber nicht genau, wie sie heißt; dennoch kann man sie anhand von Familienmerkmalen wenigstens richtig einordnen. Die Naturheilkunde beruft sich allerdings nicht ausschließlich auf botanische Charakteristika, sondern auf die *Wesenszüge* der Pflanze. Damit will ich sagen, daß sich von jedem Kräutlein eine kleine Geschichte erzählen läßt, die sich ganz menschlich anhört. Daß uns modernen Erdenbürgern das Wissen um die Eigenheiten und Eigentümlichkeiten der Pflanzen abhanden gekommen ist, geht parallel zum Verhaltenswandel der Menschen. Wer kennt heute denn noch alle familientypischen Charakterzüge und Angewohnheiten, wie dies früher der Fall war? Und so, wie wir uns heute unseren Angehörigen entfremdet haben, so fehlt uns auch ein guter Kontakt zu den Pflanzen (bzw. Tieren und Mineralien).

Vielleicht kommt Ihnen das alles reichlich unwissenschaftlich vor. Dann fragen Sie sich doch einmal, weshalb der eine Mensch auf irgendein Gemüse völlig anders reagiert als der andere. Aus dem „Gemüse-Verhalten" des Kleinkindes kann man viel lernen über die Zusammenhänge zwischen dem menschlichen und dem pflanzlichen Charakter. Wenn also die Wirkung eines Heilkrautes ausbleibt, so besagt das noch lange nicht, daß diese Pflanze heilunwirksam wäre. Es kann durchaus sein, daß man sich für ein Kraut entschieden hat, welches mit dem Wesen des Kranken und seiner ganz individuellen Situation nicht übereinstimmt.

Bei den im nächsten Kapitel beschriebenen Pflanzen werden Sie immer so eine kleine „Erzählung" finden, durch die ich den Leser mit dem Wesen der betreffenden Pflanze und dem (verwandten) Menschentyp, der auf sie anspricht, vertraut machen möchte. Ich muß gleich vorausschicken, daß dies in Anbetracht unseres etwas gestörten Verhältnisses zur Natur kein leichtes Unterfangen ist.

Viele freilebende Tiere haben noch das uns verlorengegangene Gespür, sie „wissen", welche Pflanze sie unter welchen Umständen zu sich nehmen müssen.

Verwenden Sie Kräuter also nie auf rein physisch-chemischer Basis!

Zum Schluß möchte ich Ihnen noch ein paar Ratschläge für die Praxis geben:

Verwenden Sie nie Aphrodisiaka, wenn die sexuelle Gleichgültigkeit bzw. Unlust auf Übermüdung, Alltagsscherereien oder unerträglichen Streß und Hetze zurückzuführen ist. Schlafen Sie sich dann lieber aus, oder machen Sie einen Spaziergang. Essen Sie gesundheitsbewußt und so natürlich wie möglich, und versuchen Sie, zu sich selbst zu finden. Erst wenn das „Einnehmen" dieser „Ausgleichs- und Entspannungsmittel" nichts nutzt, können wir weitersuchen in der schier unermeßlichen (und gar nicht teuren!) Apotheke, die uns allen offensteht, in der Natur.

4. Kräuter, die das Liebes-leben beeinflussen

Bohnenkraut (Satureja hortensis)

Dieses bekannte Küchenkraut gehört zur Familie der Lippenblütler (Labiaten). Das ist eine sehr große Pflanzenfamilie, der viele alte Bekannte angehören, so der Rosmarin, die Melisse, der Lavendel und der Salbei.

Und so wie bei Menschen-Familien bestimmte Merkmale immer wieder auftreten, so ist es auch bei den Pflanzen. Die Lippenblütler enthalten – und das ist ganz charakteristisch für sie – einen hohen Anteil sogenannter „ätherischer" Öle, die im Gegensatz zu anderen, den „fetten" Ölen leicht verfliegen. Schon in alter Zeit wußte man, daß die ätherischen Öle der Labiaten einen besonderen Einfluß auf die Drüsen ausüben. Bohnenkraut wirkt vor allem auf die Geschlechtsdrüsen. Nun wäre es freilich verfehlt, im Bohnenkraut ein potenzsteigerndes Mittel schlechthin zu sehen. Das entspräche einer allopathischen Denkweise. Wir müssen uns vielmehr fragen: Zu welchem Menschentyp paßt Bohnenkraut? Es ist eine ziemlich robuste, würzige und direkt „aggressive" Pflanze. Menschen, die von Natur aus aufbrausend, energisch und begeisterungsfähig (leicht entflammbar) sind, sollten nicht zuviel davon nehmen; sie brauchen es übrigens auch nicht so sehr.

Hervorzuheben ist, daß Bohnenkraut ganz besonders die Galle anregt. Bei übermäßigem Genuß kann es sogar Gallenkoliken auslösen. Weshalb ist dies so bemerkenswert? Nun, die Praxis hat uns gezeigt, daß zwischen der Gallenfunktion und der Funktion der Geschlechtsorgane ein enger Zusammenhang besteht. Der Mediziner weiß u. a., daß nach Entfernung der Gallenblase bei Männern im Laufe der Jahre häufig eine Prostatavergrößerung auftritt.

Bereits seit einem Jahrtausend ist bekannt, daß sowohl die Galle als auch die Geschlechtsorgane einem kosmischen Schema zuzuordnen sind, das im Wesen des

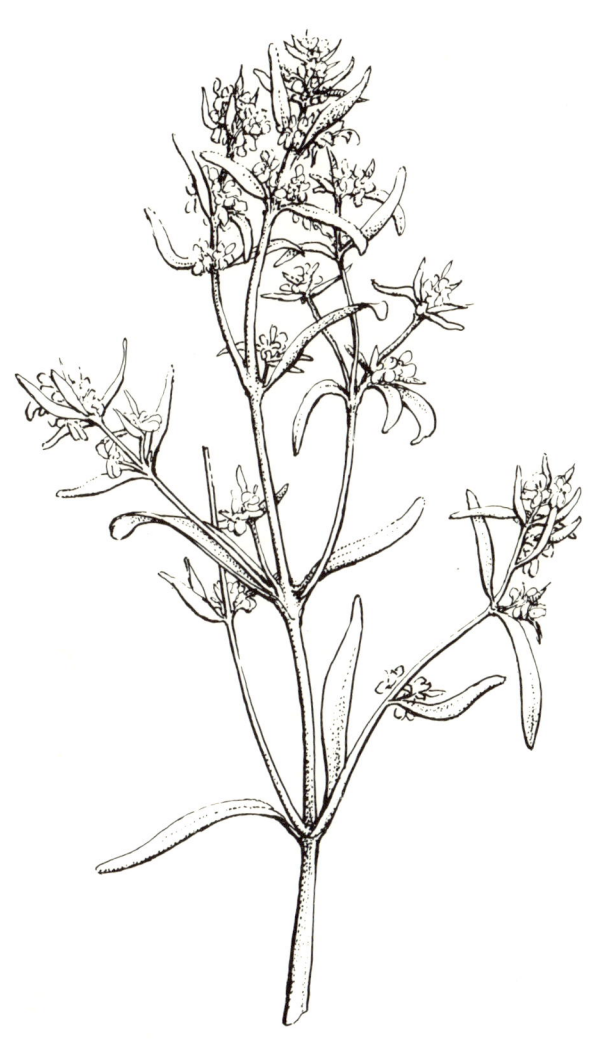

Satureja hortensis

Planeten und der mythologischen Figur *Mars* zum
Ausdruck kommt. Die Stellung des Mars im Geburts-
horoskop eines Menschen sagt sowohl viel über seine
Galle als auch über seine Geschlechtsorgane (und die
Sexualität ganz allgemein) aus. Daß Bohnenkraut mit
diesem kosmischen Schema in Verbindung gebracht
wird, geht aus alten Überlieferungen hervor. Zusammen mit dem Efeu (Hedera helix) gehörte auch das
Bohnenkraut zum Schmucke des *Thyrsos,* eines Stabes
oder einer Gerte, die der Gott *Dionysius* (Dionysos,
Bacchus) als Waffe (hier aufzufassen als Werkzeug der
Tatkraft) bei sich trug. In den mythologischen Erzählungen heißt es, die Bacchanten hätten einander
mit diesen Stäben geschlagen, um sich anzustacheln.
Bacchus selbst schlug mit dem Thyrsos an einen Felsen, so daß aus diesem Wein heraussprudelte. Auch
im Alten Testament heißt es von Moses, er habe mit
einem Stab (sicher eine andere Version des Thyrsos)
an den Felsen geklopft, um Wasser fließen zu lassen
für die Kinder Israels auf ihrem Zug durch die Wüste.
In all diesen Erzählungen bildet den Mittelpunkt stets
der Thyrsos als Werkzeug der Entwicklung und Förderung von *Tatkraft,* von Energie, von schöpferischen
Aktivitäten also. Merkwürdig, daß gerade ein Stab
dieser Funktion mit Bohnenkraut und Efeu umwun-
den war – mit zwei Kräutern also, die nicht nur
galletreibend sind, sondern auch die Geschlechtsdrüsen beeinflussen. Vom griechischen Chole stammt
auch das Wort cholerisch ab, was gleichzusetzen ist
mit triebhaft, aufbrausend und im ganzen Auftreten
energisch.
Das Bohnenkraut ist hilfreich für diejenigen, die ihre
Tatkraft und ihre „innere Sexualität" nur schwer zu
gestalten vermögen. Es paßt sehr gut zu Menschen,
die bei besten Voraussetzungen für eine Liebesbeziehung doch Schwierigkeiten haben, deren körperliche
(sexuelle) Seite, die ja schlechterdings dazugehört, zu
entwickeln und vor allem auch zu erleben. Vielerlei
Formen der sogenannten „platonischen Liebe" kommen bei Vertretern dieses Typs vor. Sie scheuen sich
vor dem eigentlichen Geschlechtsakt oder fürchten
sich gar davor. Ihnen fehlt einfach die Courage, das
psychische Erleben mit dem körperlichen zu ergän-

zen. Bohnenkraut paßt vor allem zu den stillen Menschen, die sich gerne zurückziehen, wenn es darauf ankommt, sich einmal persönlich für etwas einzusetzen. Bezeichnenderweise ist bei ihnen – analog zur psychischen Einstellung – auf physischer Ebene der Gallenfuß nur mäßig. Bohnenkraut aktiviert im Menschen den „cholerischen Pol".

Wenn Bohnenkraut für Sie in Frage kommt, können Sie es während der Sommermonate frisch zum Würzen von Gemüsen oder auch – sehr fein zerkleinert – als Beigabe zu Salaten verwenden.

Der Name „Bohnenkraut" kommt sicherlich nicht von ungefähr. Er besagt, daß die Pflanze zu Bohnen paßt. Nun ist ja auch bekannt, daß Bohnen im allgemeinen ziemlich schwer verdaulich sind. Sie erfordern viel „Verdauungskraft" bzw. – anders ausgedrückt – viel Galle. Werden Bohnen mit diesem Kraut angerichtet, fördert es die Galleabsonderung und damit den Verdauungsprozeß.

Eine andere Erklärung für den Namen läßt sich vielleicht aus der niederländischen Redewendung „in den Bohnen sein" (verwirrt sein) ableiten. Das Kraut ist nämlich nicht nur beim Verzehr von (stofflichen) Bohnen eine Hilfe, es kommt auch denjenigen zugute, die „in den Bohnen sind".

Wenn einer verwirrt, kopfscheu oder verstört ist, kann man daraus schließen, daß es dem Betreffenden an der nötigen Energie zum richtigen Handeln fehlt. In ferner Vergangenheit stellte man fest, daß der betörende Duft bestimmter Bohnenblüten eine leicht betäubende Wirkung zeigte, so daß man davon schon einmal „in die Bohnen geraten" konnte. Dagegen half Bohnenkraut. Es brachte dem Betreffenden die erforderliche Tatkraft zurück.

In den Wintermonaten kann man Bohnenkraut-Tee trinken. Man nimmt dazu im allgemeinen einen Eßlöffel Bohnenkraut auf einen halben Liter kochenden Wassers und läßt das Ganze zehn bis fünfzehn Minuten ziehen. Man trinke davon nach Bedarf – aber nicht mehr als drei Tassen pro Tag. Trinken Sie Bohnenkraut-Tee stets vor den Mahlzeiten. Er stärkt das „Ich". Ihre individuelle Energie und die damit verbundenen körperlichen Fähigkeiten.

Rosmarin (Rosmarinus officinalis)

Das Wesen dieser Pflanze kommt in großen Zügen dem des Bohnenkrauts gleich. Auch der Rosmarin ist reich an ätherischen Ölen; er gehört ebenfalls zur Familie der Lippenblütler. Und doch gibt es einen gewissen Unterschied zwischen Rosmarin und Bohnenkraut:

Bohnenkraut paßt mehr zum männlichen Geschlecht, während Rosmarin eher Einfluß auf den weiblichen Körper ausübt. Er verstärkt die Durchblutung des Unterleibes und fördert die Empfindungsfähigkeit in dieser Region. Es ist bekannt, daß man Rosmarin früher als Abortivum gebrauchte. Ferner wurde er mit gutem Erfolg bei zögernd einsetzender oder zu schwacher Menstruation verwendet. Warum aber verhält sich das so?

Alle Lippenblütler beeinflussen das „Ich" des Menschen. Unter dem „Ich" verstehe ich hier nicht das hinlänglich bekannte egoistische Ich, sondern das ureigenste Wesen des Menschen. Es ist im Grunde die Stimme des Herzens. Träger dieses ganz individuellen Ichs ist das Blut. Erfährt der Unterleib eine erhöhte Blutzufuhr, so wird er zwangsläufig mit mehr Ich versorgt. Nun ist Ihnen sicher klar, weshalb gerade Rosmarin so stärkend auf die weiblichen Geschlechtsorgane wirkt. Während des Geschlechtsaktes muß ja häufig gerade die Frau viel von ihrem ureigensten Wesen, ihrem Ich, hingeben. Der Mann ist bisweilen von so besitzergreifender Rücksichtslosigkeit, daß die Frau kaum mehr etwas von *ihrem* individuellen Ich beizutragen vermag. Denken Sie nur an die Tatsache, daß aus den verschiedensten Untersuchungen immer deutlicher wird, daß die Frau im Geschlechtsverkehr meist nicht so befriedigt wird, wie ihr es als gleichberechtigtem Menschen zukäme. In all diesen Fällen kümmert sich der Mann zu wenig um das *Wesen* seiner Partnerin und geht einfach seinen eigenen (sexuellen) Weg.

Jeder für die Frau unbefriedigend verlaufende Geschlechtsakt berührt ihr ureigenes ich. Dies kann auf die Dauer sogar zu Frigidität führen. Rosmarin freilich sorgt dafür, daß die Frau – ungeachtet der nicht

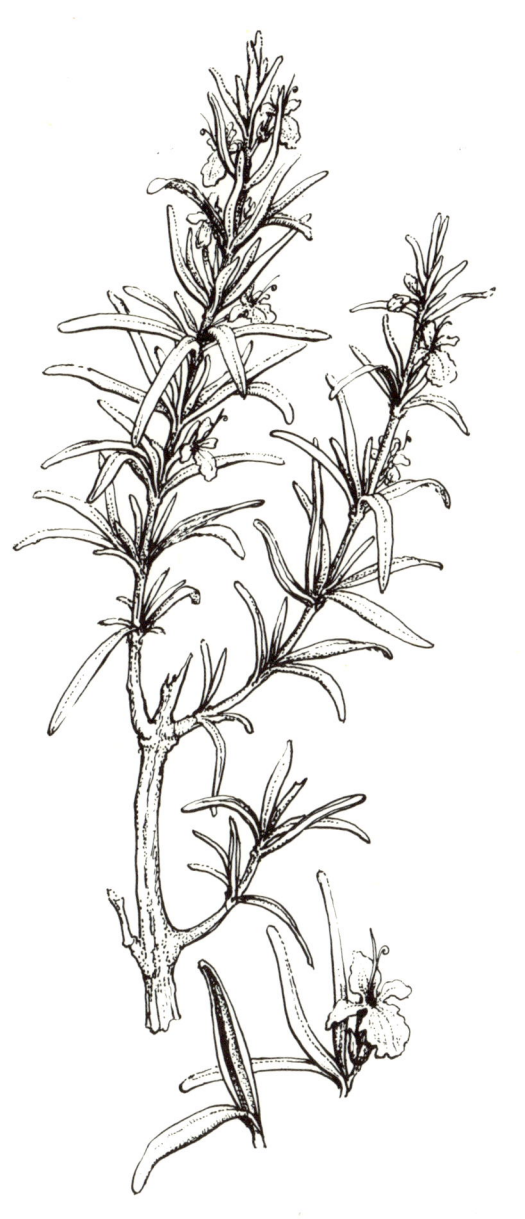

Rosmarinus officinalis

eben glücklichen Umstände – doch einen Höhepunkt des körperlichen Erlebnisses erfährt – und mehr als das: Rosmarin stärkt die innere Geistes- und Tatkraft der Frau derart, daß sie es lernt, der einseitigen Aktivität des „Tieres im Manne" gewachsen zu sein. Sie wird zu einer Persönlichkeit, mit der der Mann zu rechnen hat. Rosmarin fördert einen Ausgleich zwischen Mann und Frau da, wo die Frau infolge von Ich-Schwäche dem beherrschenden Ich des Mannes zu unterliegen droht.

Merkwürdig ist auch, daß viele Frauen während der Schwangerschaft eine leichte Form von Zuckerkrankheit durchmachen. Diabetes ist im Grunde auch Ausdruck einer gewissen Ich-Schwäche. Viele Frauen empfinden die Schwangerschaft als einen Eingriff in ihr ureigenstes Wesen. Die Frau muß ja in ihrem Körper einem neuen „Ich", dem Kind, einen Platz einräumen. In meinem Buch *Krank sein – lästig aber doch gesund* gehe ich u. a. auch ausführlich auf die Hintergründe des Diabetes mellitus ein.

Verwenden Sie Rosmarin, wenn Sie das Gefühl haben, daß durch die Lebensumstände, durch Ihren Parnter oder andere Menschen, mit denen Sie zusammenleben oder -arbeiten, Ihr ureigenstes Ich beeinträchtigt wird.

Nehmen Sie Rosmarin-Tinktur während der Schwangerschaft nie unverdünnt zu sich; das könnte infolge der starken Blutansammlung im Unterleib zu Komplikationen führen.

Auch bei Bluthochdruck ist von der Verwendung der Urtinktur abzuraten.

Unverdünnt sollten nur solche Menschen Rosmarin-Tinktur einnehmen, die von Natur aus einen zu niedrigen Blutdruck und wenig Energie haben, die sich von einem starken Ich anderer schnell überrunden lassen und der sexuellen Aktvität des Partners nicht gewachsen sind. Zusammen mit Sellerie und Petersilie gilt Rosmarin als potenzsteigernd.

Mehr über dieses Kraut erfahren Sie aus meinem Büchlein *Kräuter und richtige Ernährung für ihren Blutdruck*.

Baldrian (Valeriana officinalis)

Baldrian ist seit langem als Heilpflanze bekannt. Er gehört zu den wenigen Kräutern, die einige Ärzte schon früh – wenn auch zögernd – als unschädliches Mittel gegen Nervosität zu verordnen pflegten. Am häufigsten verwendet man die aus der Wurzel bereitete Tinktur.

Obwohl Baldrian vorrangig als nervenberuhigend gilt, erweist er doch auch gute Dienste zur Harmonisierung des Liebeslebens: Er sorgt für das rechte Gleichgewicht.

Der Grund für diese Wirkungsweise läßt sich so erklären: Manche Menschen – Männer ebenso wie Frauen – sind sexuell besonders stark „aufgeladen"; dies äußert sich hauptsächlich in einem intensiven Triebleben. Es kann vorkommen, daß das Verlangen nach Sexualverkehr so stark wird, daß dies zu nervösen Störungen führt, vor allem dann, wenn der Partner sexuell weniger erlebnisfreudig ist. In diesem Fall ist Baldrian angebracht. Er paßt zu dem Typ, dessen Verhalten u. a. während des dem Geschlechtsakt vorausgehenden Liebesspiels viel zu nervös und erregt ist. Die Erregung kann selbst so stark sein, daß der Betreffende kein vernünftiges Wort mehr herausbringt. Ein dermaßen übersteigertes Triebverhalten, gepaart mit Nervosität und Aufgeregtheit, kann sogar zu Impotenz führen. Hier ist unter Impotenz die Unfähigkeit zu verstehen, den körperlichen Geschlechtsakt zu vollziehen, auf den das psychische Verlangen ausgerichtet ist. So sehen wir denn im Baldrian ein Kraut, das übersteigerte Potenz samt ihren unangenehmen Begleiterscheinungen normalisiert, so daß sich die Aussichten auf ein harmonisches Sexualleben bessern.

Bei entsprechender Veranlagung und unter den oben beschriebenen Umständen sollten Sie mit Baldrian-Tinktur eine Besserung herbeizuführen versuchen.

Nehmen Sie täglich fünf bis zehn Tropfen in etwas Wasser – aber nicht länger als vier Wochen. Dann legen Sie am besten eine mindestens vierzehntägige Pause ein. Sollte es nur gelegentlich einmal zu einer

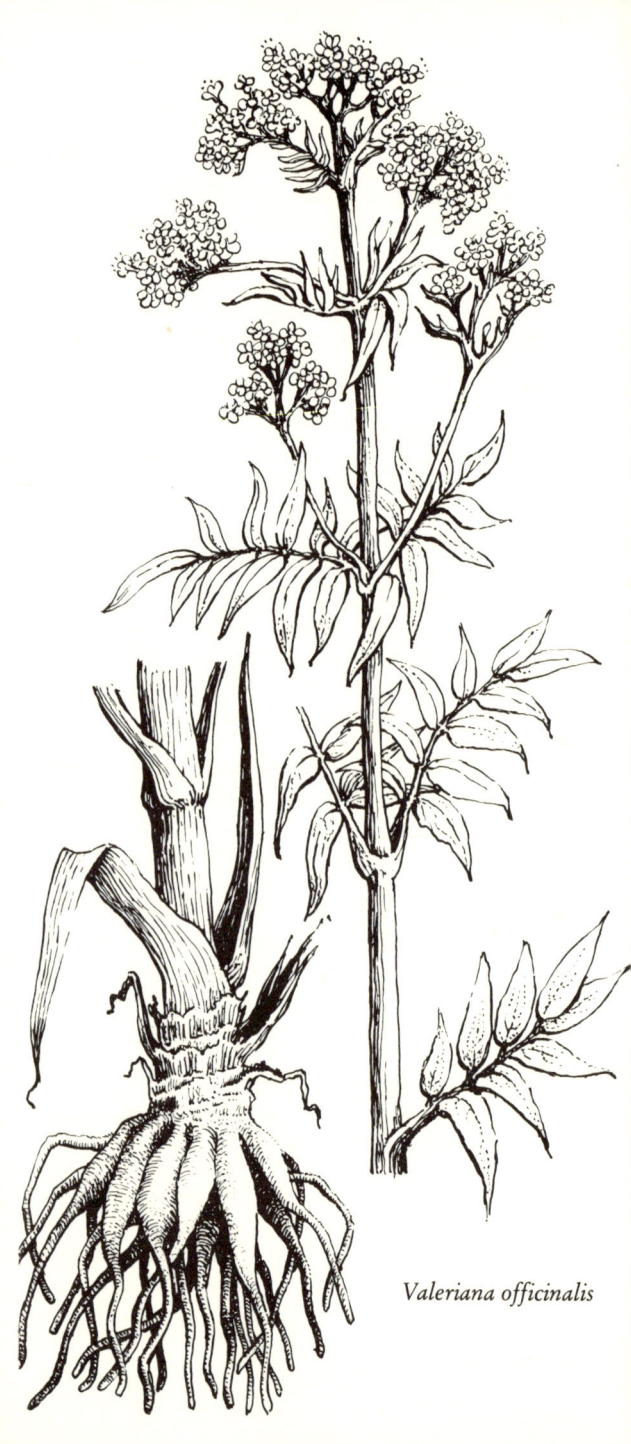

Valeriana officinalis

solchen Situation kommen, können Sie auch jeweils zwanzig Baldrian-Tropfen einnehmen.

Die Gefahr einer Abhängigkeit oder auch der Apathie besteht bei Baldrian nicht.

Sellerie (Apium graveolens)

In der Praxis zeigt sich die Wirkung einer Pflanze. Beim Sellerie, der in der Küche viel Verwendung findet, läßt sich das deutlich feststellen. Er wirkt ausgesprochen potenzsteigernd. Immer wieder taucht Sellerie auch als Bestandteil bekanntgewordener „Liebestränke" auf. Eines Tages fragt man sich dann unwillkürlich nach dem Grund dieses Tatbestandes: Wie ist die Selleriepflanze beschaffen? Man muß zunächst genau beobachten, wie sie ausschaut und wie sie sich entwickelt. Da fällt einem beim Sellerie zweierlei auf – erstens die Spannung des Stengelgewebes und zweitens, daß sich im zweiten Jahr eine unterirdische Knolle bildet. Die Spannung ist leicht erkennbar, wenn wir ein Sellerieblatt abbrechen. Dann rollen sich nämlich die Flächen des vierkantigen Stengels jeweils in *ihre* Richtung auf. Mit anderen Worten: Sobald die „innere Formkraft" aufgehoben ist, entwickelt sich eine völlig andere Stengelform.

Wenn die Pflanze im zweiten Jahr eine Knolle bildet, deutet das darauf hin, daß ihre Wuchskraft sich oberhalb des Erdreiches nicht durchsetzt, sondern mangels der Möglichkeit, die über der Erde liegenden Teile zu gestalten, im Boden formend wirkt. Wer einigermaßen mit der analogen Astrologie vertraut ist (auf dieses Thema bin ich ausführlich in meinem Buch *Krank sein – lästig aber doch gesund* eingegangen), wird unbestritten zugeben müssen, daß die Charakteristika der Selleriepflanze makrokosmisch dem Pluto-Schema entsprechen.

Dieses äußert sich im täglichen Leben folgendermaßen: alles, was mit Gewalt zusammenhängt, mit Umsetzungsprozessen, der „Unterwelt", mit zerstörender ebenso wie mit wirklich schöpferischer, aufbauender und somit positiver Gewalt (Urkraft) – all diese Dinge sind dem Pluto-Schema *wesensverwandt.* Die Entdeckung des Planeten Pluto fällt ja auch bezeichnenderweise in die Zeit, in der die Vorarbeiten zur Entwicklung der Atombombe geleistet wurden. Aus kosmischer Sicht läßt sich somit feststellen, daß daraufhin auf der Welt die oben dargestellten Wesenszüge mehr und mehr in Erscheinung traten.

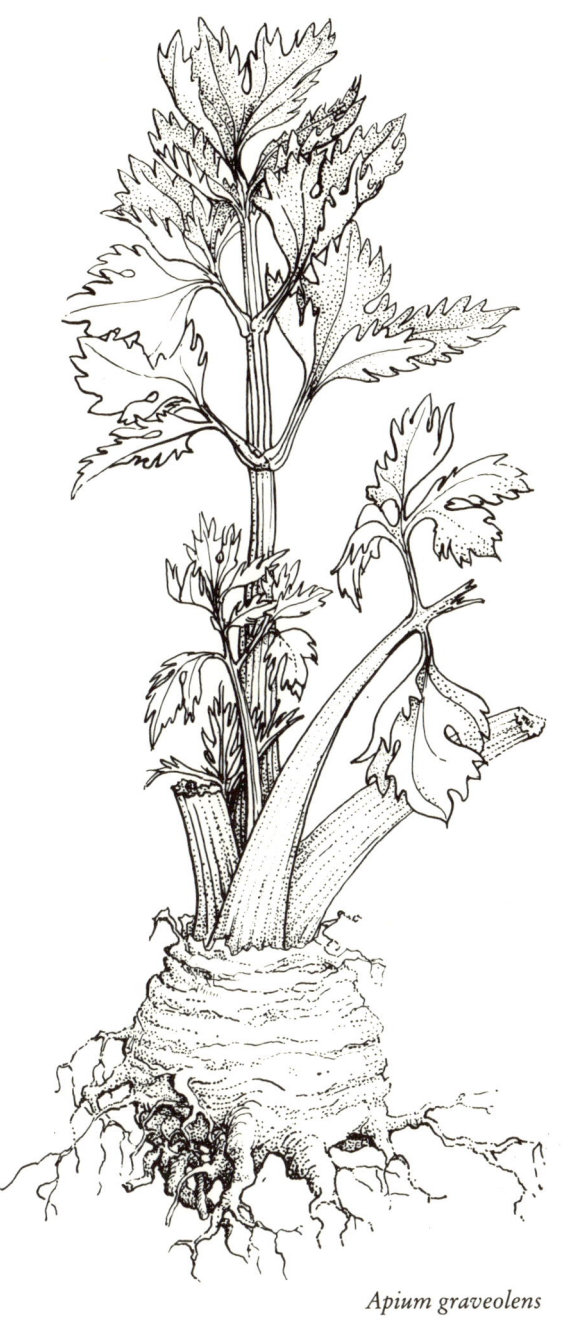

Apium graveolens

Bei der Fortpflanzung gibt es eine Tatsache, die sich mit der plutonischen Urgewalt vergleichen läßt: die Verschmelzung von Samen- und Eizelle. Die eigentliche Fortpflanzung ist nämlich die Folge einer unvorstellbaren Gewalt, die im Körper der Frau zum Durchbruch kommt. Dieser Abschnitt der Fortpflanzung, bei dem die Zellteilung eine wichtige Rolle spielt (ebenso wie die sich disharmonisch vollziehende Zellteilung bei der Krebsgeschwulst!), ist eine wesentliche Phase jeden sexuellen Prozesses. Es ist der Impuls für eine echt schöpferische Gestaltungskraft.

Die Selleriepflanze steht also gewissermaßen ganz im Zeichen des Pluto-Schemas.

Sie steht in besonders enger Beziehung zu dessen wichtigstem Element, dem *Schöpferischen*.

Noch mehr spricht dafür, daß man bereits vor langer Zeit von dieser Relation Sellerie – Schöpfungsbeginn wußte: Der namhafte italienische Physiker, Kräuterkenner und Astrologe Giambattista delle Porta (Dezember 1534 – 4. Februar 1615) berichtet in seinem Buch *Magia naturalis sive de miraculis rerum naturalium,* daß der Knüppel, auf dem die Hexen am Sabbat reiten, mit einer Hexensalbe eingerieben werde, die überwiegend aus Sellerie bestehe. Dieser sogenannte „Besenstiel" wurde dadurch einem erektierten Penis gleichgesetzt. Anders ausgedrückt: Ganz abgesehen davon, ob etwas Wahres an der Geschichte ist oder nicht, die Tendenz läuft auf das gleiche hinaus: Die Hexen benutzten die schöpferische Kraft des Sellerie, um ihr mysteriöses Handwerk verrichten zu können. Kosmisch entspricht das durchaus dem Pluto-Schema.

Aber nun zurück ins nüchterne 20. Jahrhundert, in die Wirklichkeit. Die Hexen des Mittelalters gibt es heute nicht mehr, dafür haben wir andere „Hexen" – beispielsweise die Atombombe, die Massenproduktion, die überdimensionalen Maßstäbe und noch manches „Plutonische" mehr. In dieser Zeit kann Sellerie für all jene von Bedeutung sein, denen es an innerer Schöpfungskraft mangelt, oder deren Schöpfungskraft disharmonisch orientiert ist.

In meinen Augen ist der Sellerie eine hochaktuelle

Pflanze. Wir leben ja in einer Zeit, in der durch die Pille und sonstige Verhütungsmittel abgelenkt wird von der echten Schöpfungskraft, die jedem Menschen von der Natur gegeben ist, von der Fortpflanzungsfähigkeit. Zeugung ist die natürlichste Art der Kreativität. Ein befreundeter Arzt vertritt sogar die Auffassung, daß das gehäufte Auftreten von Gebärmutterkrebs damit zusammenhängen könnte, daß die Frau heutzutage ihre natürliche „Erde", den Nährboden also, in dem die Saat normalerweise wächst, nur noch konsumtiv einsetzt. Der „weiblichen Erde" wird somit die Gelegenheit entzogen, ihrer Urbestimmung, der Formgebung, nachzukommen. Der Körper lehnt sich dagegen auf und baut und bildet von sich aus – Krebszellen, Krebsgeschwülste.

Sellerie spielt also durch die Förderung der menschlichen Schöpfungskraft eine bedeutende Rolle. Nicht umsonst widmete man ihn dem Gotte Pluto und wand aus Selleriegrün Grabkränze. Man gab den Toten auf ihrem letzten Weg das Sinnbild des Schöpfens, des neuen Lebens mit, auf daß es ihm bei einem schöpferischen Neubeginn, bei einer Reinkarnation, helfen möge.

Folgerungen

Wenn Sie sich mit Ihrem Partner in Liebe vereinen, um neues Leben zu zeugen, dann ist Sellerie angebracht. Dann kann er sogar der Neuschöpfung, dem Kinde, sehr zustatten kommen. Wer jedoch beim Geschlechtsverkehr nicht den echten Wunsch hat, ein Kind zu zeugen, d.h. wer sich dabei irgendwelcher antikonzeptioneller Mittel bedient, hüte sich vor Sellerie! Ein Mann der seine sexuelle Schöpfungsfähigkeit mit Sellerie anregt und seine „Schöpfung" dann in eine Frau ergießt, die darauf nicht natürlich zu reagieren vermag, begründet gewissermaßen eine Pluto-Disharmonie, die über die Frau hereinbrechen könnte. Seien Sie also vorsichtig mit den in zahlreichen Kräuterbüchern empfohlenen „Liebestränklein"! Mit Sellerie weckt man die Urkräfte des Menschen. Wenn keine Gestaltungsmöglichkeiten mehr für diese Kräfte gegeben sind, suchen sie sich ihre eigenen Wege. Schöpferische Künstler jedoch oder auch Männer und Frauen, die ein Kind zeugen wollen, können nicht genug von dieser merkwürdigen Pflanze Sellerie essen.

Schließlich noch ein Hinweis für jene, die nach dem Lesen all dieser Urwahrheiten schier vor Aufregung und Empörung über soviel „irrationale Unwirklichkeit" vergehen: Hängen Sie sich ein paar Zweiglein Selleriegrün übers Bett, das schützt gegen derartige Gefühle, denn es führt Wasser (d.h. Emotionen) durch die Nieren ab. Tun Sie es nicht, schaden Sie Ihrem Herzen, das einem solchen Schwall „emotionalen Wassers" nicht gewachsen ist. Andernfalls findet aber wohl auch irgendein „moderner Teufel" ein Mittel gegen Ihre „Ärger-Herzbeschwerden".

Eigentlich ändert sich auf der Welt doch nichts. Nur nennt man die Dinge anders. Wirklich gewitzt, diese Wissenschaftler – denken sich tatsächlich immer neue Terminologien für alte Begriffe aus!

Manche Menschen freilich brauchen dergleichen nicht, sie glauben nach wie vor an so unmodernes Zeugs wie Hexen und Teufel.

Petersilie (Petroselium crispum bzw. sativum)

Ebenso wie Sellerie und Bohnenkraut fehlt auch die Petersilie in keinem „Liebestrank"; das läßt sich durch alte Schriften unschwer belegen. Für diesen Tatbestand gibt es zwei Gründe:

1. Persilie enthält einen Stoff namens *Apiol*, der sehr aktivierend auf die Drüsen wirkt, vornehmlich auf die Magen- und Geschlechtsdrüsen. Allerdings zeigt sich in der Praxis, daß Petersilie nicht in jedem Falle die Sinnlichkeit anregt. Wir müssen uns immer wieder vor Augen halten, daß jede Pflanze einem bestimmten Typ entspricht, gewissermaßen auf diesen zugeschnitten ist. Zu welcher Art von Menschen die Petersilie paßt, ist aus dem zweiten Teil der Erklärung ersichtlich.

2. Ein altes Märchen erzählt davon, daß Petersilie entstanden ist aus der Begegnung eines Jungen, der Peter hieß, und einem Mädchen namens Silie. Die beiden machten sich gegenseitig das Leben schwer und bekamen oft Krach. Ein Zauberer ärgerte sich darüber so sehr, daß er den Jungen und das Mädchen zusammenfügte und *ein* Wesen aus ihnen machte, die Peter-Silie. Peter wuchs als Wurzel weiter, Silie entwickelte sich in Form der (hinlänglich bekannten) krausen Blätter und schmückte sich mit kleinen weißen Blüten.

In diesem merkwürdigen Märchen stecken deutliche Hinweise auf den Personenkreis, für den sich Petersilie eignet. Sie paßt nämlich zu solchen Paaren, die infolge ständiger kleiner Reibereien und Streitigkeiten nicht zu einer echten „Verschmelzung" gelangen.

Ich spreche von den Liebesbeziehungen, bei denen die Partner so grundverschieden sind, daß alle Kompromißversuche scheitern und damit auch ein glückliches Sexualleben. Die wechselseitigen Unzartheiten bestehen überwiegend aus *Vorwürfen* und Mäkeleien. Petersilie festigt den Menschen gegen die kleinen satanischen Einflüsterungen, dem Partner schroff zu begegnen, obgleich er im Grunde selbst weiß, daß dies nicht nur unvernünftig, sondern auch ungerecht ist. Petersilie paßt also zu solchen Personen, die wider besseres Wissen Händel suchen und nachtragend

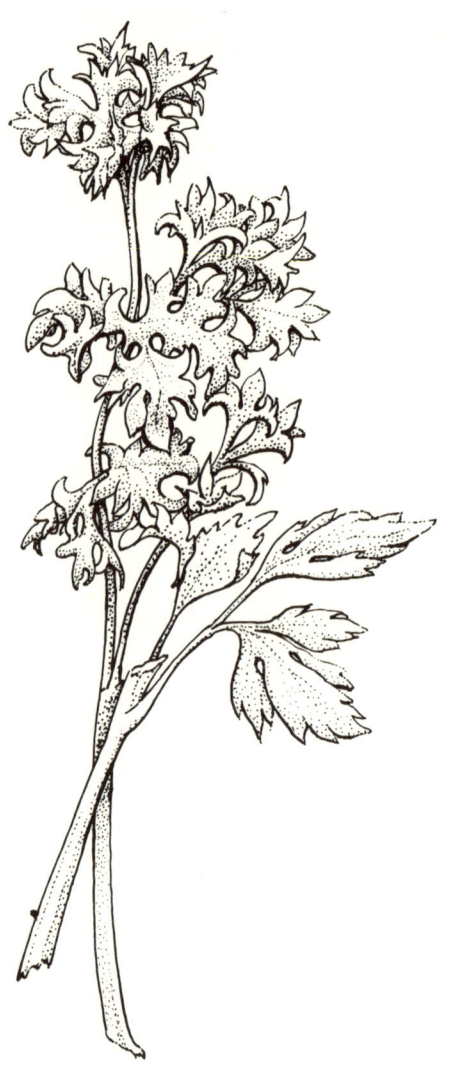

Petroselium sativum

sind, so daß sich kleine Unstimmigkeiten zu handfesten Disharmonien auswachsen können.

Bezeichnenderweise erzählt das Märchen, daß der männliche Pol in Form der Wurzel in Erscheinung tritt, während sich der weibliche zu Blatt und Blüte entfaltet. Dies entspricht durchaus dem biologischen Urprinzip, daß der Mann den *Denkpol* (die Wurzel) verkörpert und die Frau die *Fruchtbarkeit* (Blüte). Wer darüber mehr erfahren will, lese mein Büchlein *Überwinde Angst und Furcht mit Kräutern, Edelsteinen und richtiger Ernährung.*

Essen Sie dieses unvergleichliche Kraut feingehackt zu Mohrrüben, wenn Ihr Liebesleben in der oben beschriebenen Weise gestört ist. Tun Sie das ruhig ein paar Wochen lang. Sie werden bald feststellen, daß es sich recht wohltuend auf Ihr Allgemeinbefinden auswirkt und Ihre Streitsucht bremst.

Zum Schluß noch eine Warnung: Verpflanzen Sie Petersilie nie! Ein alter Volksglaube will wissen, daß dies eine „Todsünde" ist, die auf die Persönlichkeit des Betreffenden zurückschlägt.

Knoblauch (Allium sativum)

Knoblauch wirkt stark gefäßerweiternd. Schon bei den alten Ägyptern stand er in hohem Ansehen. Dodonaeus zufolge schreibt bereits Galenus (130–205), Knoblauch sei „de prince der medecynen der boeren ende der lantluyden" (der Fürst unter den Heilmitteln der Bauern und Landleute). Bemerkenswert ist auch, was Dodonaeus in seinem 1554 erschienenen *Cruydeboeck* (Kräuterbuch) unter dem Stichwort „Hindernisse" über den Knoblauch zu sagen weiß: „Loock es scadelick ende quaet den cholericken menschen / ende allen den ghenen die heet van natueren sijn" (Knoblauch ist schädlich und abträglich allen Cholerikern / und denjenigen Menschen, die von Natur aus Hitzköpfe sind). Nach der Lehre von den Temperamenten paßt der Knoblauch folglich nicht zum cholerischen Typ. Die robuste Kraft des Knoblauchs entspricht unverkennbar mehr den Bedürfnissen des Phlegmatikers, der recht gut einen „Ausputzer" gebrauchen kann, zumal er es ja „in sich hat".

In den vorausgegangenen Kapiteln habe ich bereits darauf hingewiesen, daß es einer guten Liebesbeziehung wenig nutzt, wenn immer nur der andere berücksichtigt wird, daß vielmehr eine ausgewogene und glückliche Liebe die Folge *unserer eigenen* Ausstrahlung ist. Kurzum, je stärker die eigene Persönlichkeit, desto größer das Interesse des Partners an uns. Dabei hilft uns Knoblauch. Er hebt unser „Ich" empor, verschafft dem Träger unseres Ichs, dem Blut, Platz. Wer seine eigene Persönlichkeit in der Liebesbeziehung nur schwer darzustellen vermag, tut gut daran, regelmäßig Knoblauch zu essen.

Knoblauch befreit den Menschen von „Hindernissen" in seinen Blutgefäßen und somit auch von dem, was seinem „geistigen Sein" im Wege steht. Vieles von dem, was den Menschen in Grübeleien verfallen läßt und sich dadurch störend auf ein beseeltes Liebesverhältnis auswirkt, entfällt bei Verwendung von Knoblauch. Ausgesprochene Choleriker sollten ihn freilich meiden, da er diesen Typ zu stark erregen und aufputschen würde.

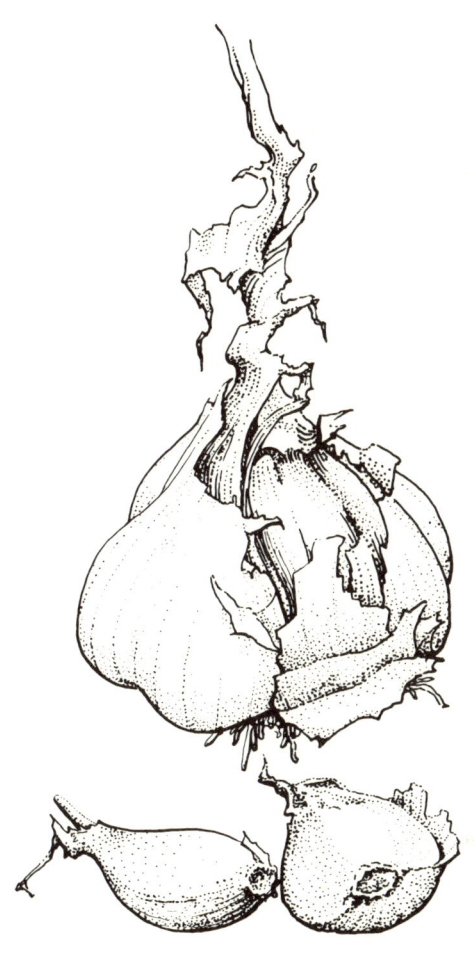

Allium sativum

Knoblauch läßt sich auf vielerlei Weise verwenden. So kann man beispielsweise eine Knoblauchzehe in etwas Milch ziehen lassen oder feingeschnitten auf ein Butter- oder Käsebrot geben; ferner ist seine Verwendung beim Kochen oder Backen der verschiedensten Gerichte möglich.

Knoblauch ist ein hochwirksames „Liebeskraut". Nehmen Sie ihn daher mit Vernunft zu sich. Mit dem Knoblauch ist es so wie mit der „Ich-Kraft" des Menschen: Ein Zuviel an „Ich", eine übertriebene Herausstellung der eigenen Persönlichkeit, wirkt auf andere häufig abstoßend. Genauso verhält es sich mit einem Zuviel an Knoblauch. Denken Sie nur an die berüchtigte „Knoblauch-Fahne". Mit Maßen genossen aber wirkt er Wunder.

Lavendel (Lavandula spica bzw. officinalis)

Lavendel wirkt – ebenso wie Baldrian, Melisse und Hopfen – beruhigend. Und doch unterscheidet sich die Wirkung des Lavendels von der der anderen Pflanzen.

Lavendel gehört zur Familie der Labiaten, der Lippenblütler. Insofern beeinflußt er stark den „Ich-Leib" des Menschen. Er ist ein ausgesprochenes „Frauen-Kraut", das in die ersten Ehejahre gehört. Er paßt vor allem zu jenem Typ von Frauen, die mit hochgespannten Erwartungen der Ehe entgegenfiebern. Sie sehnen sich nach dem Eigenheim, eigenen Möbeln, eigenem Hausrat – kurzum nach allem, was ihnen bestätigt, daß sie nun wirklich nicht mehr an Mutters Rockzipfel hängen. Eins nur erfüllt sie mit Bangen und Beben – die körperliche Konsequenz ihrer herzenswarmen, innigen Zuneigung zum Partner: der Geschlechtsverkehr. Der Gedanke daran raubt ihnen fast die Sinne.

Lavendel paßt zu Frauen, die auf kindliche Weise in einer Erwachsenenehe eine Mutterrolle spielen wollen.

Aus dem Kinderspiel ist dann Wirklichkeit geworden. Statt der Puppenküche gibt es eine richtige Küche, statt des Puppengeschirrs Porzellan, Gläser und Töpfe für Erwachsene. Früher bekam sie Puppen geschenkt. Aber lebendige Kinder bekommt man nicht einfach geschenkt. Eine erwachsene Frau, die Kinder haben möchte, braucht dazu viel weibliche „Ich-Kraft" und viel persönliches Engagement. Der Lavendel-Typ ist noch nicht soweit, er ist in der Puppenmutterzeit steckengeblieben. So erklärt es sich auch, daß vorehelicher Geschlechtsverkehr bei diesem Typ unvorstellbar ist.

Wenn der Partner diese Haltung akzeptiert und ein solches Mädchen heiratet, treten in der Ehe zwangsläufig Probleme auf. Der sexuelle Kontakt führt zu erheblichen Spannungen, und die Frau empfindet unbewußt eine große Angst vor dem Kinderkriegen. Sex stellt für sie eine regelrechte Bedrohung dar.

Lavendel stärkt – insbesondere bei längerer Anwendung – das „Ich-Leben" dieses Frauentyps. Mit gu-

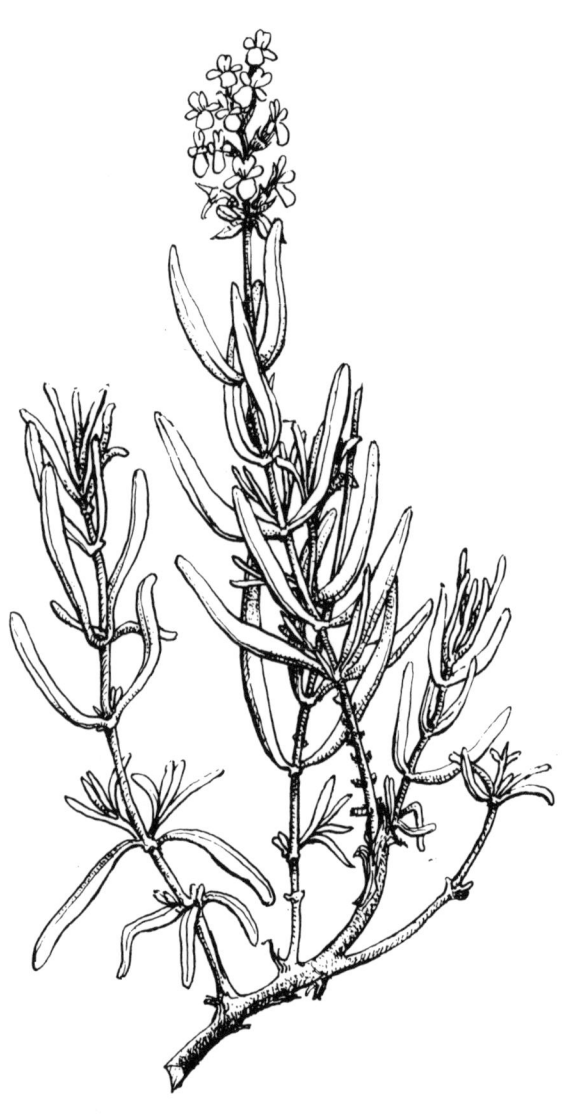

Levendula spica

tem Grund legten unsere Großmütter ein Lavendel-
blütensäckchen zwischen das Aussteuerlinnen eines
jungen Paares. Die alten Bräuche waren halt gar nicht
so einfältig, wie es manchem heute vorkommen mag.
Wenn Sie ähnliche Charakterzüge und Verhaltens-
weisen wie die oben geschilderten bei sich feststellen
und bereit sind oder gar das Bedürfnis haben, eine
Änderung herbeizuführen, tun Sie gut daran, täglich
mehrmals ein Täßchen Lavendelblütentee zu trinken.
Auch die Tatsache, daß in der Regel die Blüten-
knospe des Lavendels verwendet wird, deutet übrigens
darauf hin, daß es hier um den noch nicht ausge-
reiften Ansatz eines Fruchtbarkeits- bzw. Zeugungs-
prozesses (entfaltete Blüte) geht.
Die Lavendelblütenknospe paßt also zu solchen Menschen, die sich noch nicht zu voller Reife entwickelt
haben.

Hopfen (Humulus lupulus)

Wahrscheinlich ist es nicht dem Zufall zuzuschreiben, daß das englische Bier so reich an Hopfen ist und gerade in England soviel Hopfen wächst und auch verarbeitet wird. Zwischen dem englischen Frühstück und dem englischen „Bier-Kult" besteht ein enger Zusammenhang – genauer: eine wunderbare Ausgewogenheit. Der Engländer beginnt seinen Tag mit einem Frühstück, zu dem für gewöhnlich auch ein paar Eier gehören. Es dürfte hinlänglich bekannt sein, daß Eier potenzsteigernd wirken. Der von Natur aus ein wenig phlegmatische Engländer braucht gewissermaßen diesen Energie-Impuls am frühen Morgen, damit der Tagesablauf richtig „anrollen" kann.

Dieser aufrüttelnde morgendliche Energie-Stoß wird Stunden später gewissermaßen wieder „neutralisiert" durch das Gegenstück zum opulenten Frühstück, d. h. durch den Pub-Besuch zwischen 17 und 19 Uhr. Da wird seit alters her viel Bier getrunken, das verhältnismäßig viel Hopfen und wenig Alkohol enthält. Mit anderen Worten: Das englische Bier schützt gegen die Folgen des Eier-Frühstücks.

Hopfen ist nämlich ein ausgesprochen potenzdämpfendes Mittel. Hopfen macht schläfrig. Dabei wird aber nicht das Schlaf-Zentrum im Gehirn beeinflußt, sondern eine allgemeine Entspannung herbeigeführt, die sich nicht zuletzt auch auf unseren Willen auswirkt.

Hopfen paßt zu Menschen mit einem so starken Geschlechtstrieb, daß dieser zu Störungen des Liebeslebens führt. Er ist angebracht bei übersteigerter Sexualität und deren Folgen.

Ich möchte Ihnen für eine solche Situation fast raten: Trinken Sie ein paar Gläser echten englischen Bieres. Diejenigen, denen es mit diesem Problem „bierernst" ist, können statt dessen auch Hopfentee trinken. Dazu geben Sie einen gehäuften Eßlöffel Hopfendolden in ein Steingutgefäß (!) und übergießen sie mit einem halben Liter kochenden Wassers. Drei Tassen davon täglich beruhigen die überreizten Triebe.

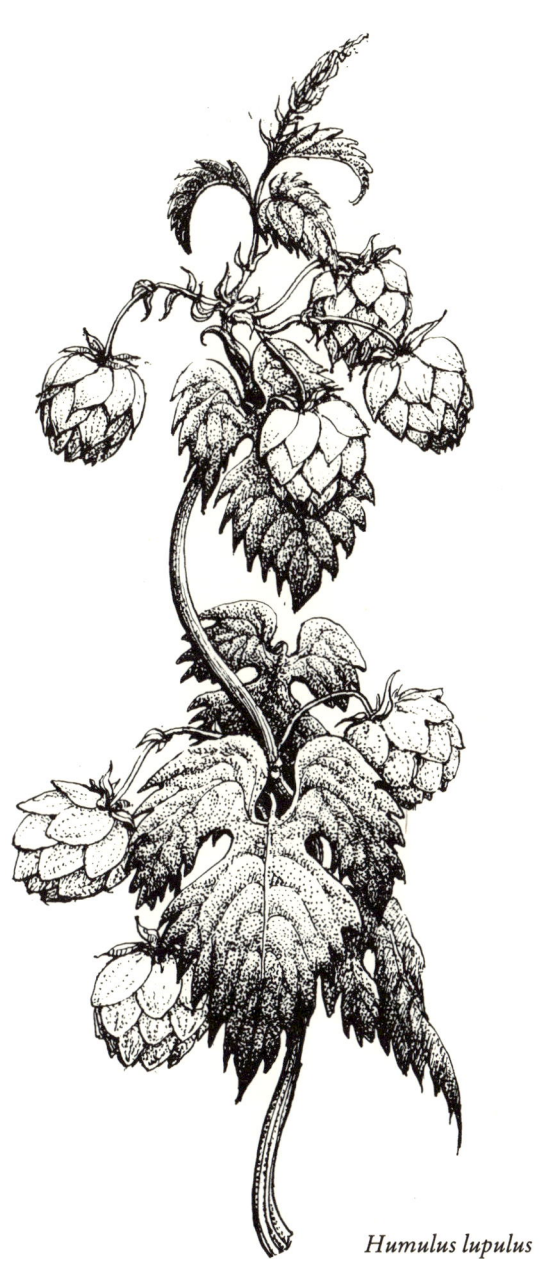

Humulus lupulus

Melisse (Melissa officinalis)

Melisse gehört zu den sanftmütigen Menschen; das ist aus astrologischer Sicht der Venus-Typ, von dem es heißt, er tue keiner Fliege etwas zuleide. Diese Menschen geraten völlig aus dem Gleichgewicht, wenn eine *Bindung* an den Mitmenschen in die Brüche zu gehen droht. Somit ist der Melisse-Typ sehr verletzlich, was sich besonders in unserer gegenwärtigen Gesellschaftsform auswirkt. Denn wo wird heute schon noch eine (so notwendige!) echte Liebesbindung wirklich gewürdigt? Persönlichen Interessen räumt man doch meist den Vorrang ein.

Auffallend ist der hohe Kupfergehalt der Melisse. Den Alchimisten zufolge entspricht Kupfer dem Wesen des Planeten Venus, für den die *Bindung* kennzeichnend ist. Im Leben zeigt sich, daß viele „stoffliche" Verbindungen aus Kupfer hergestellt und durch Kupfer erhalten werden. Abgesehen davon, daß gebietsweise die Wasserleitungsrohre aus Kupfer sind, umspannt doch auch ein ganzes Netz von Kupferdrähten unseren Erdball – ich meine das Netz der Telefon- und Elektrizitätsverbindungen. Im Grunde sind wir doch alle durch Kupfer miteinander verbunden.

Der oben geschilderte Melisse-Typ tut sich oft schwer mit den Härten und Widrigkeiten des Lebens. Sie bringen ihn aus dem inneren Gleichgewicht. Das kann nervöse Störungen zur Folge haben, die sich u. a. auch im Bereich des Liebeslebens bemerkbar machen. Sie sind häufig sogar so stark, daß der Geschlechtsverkehr darüber vollständig zum Erliegen kommt.

Wer sich im oben geschilderten Melisse-Typ wiedererkennt, wird durch tägliche Einnahme von Melissentinktur eine Besserung der Situation erfahren. Zwei bis dreimal täglich fünfzehn Tropfen sorgen für innere Ausgewogenheit und stärken das Selbstvertrauen.

Im Wort Melisse finden wir das lateinische Wort mel, d. h. Honig (= Süße), wodurch angedeutet wird, daß – wie eine niederländische Redewendung sagt – nach dem Sauren das Süße kommt.

Melisse ist ein „tröstliches" Kraut, das dem Menschen hilft, mit der rauhen Wirklichkeit fertigzuwerden, der

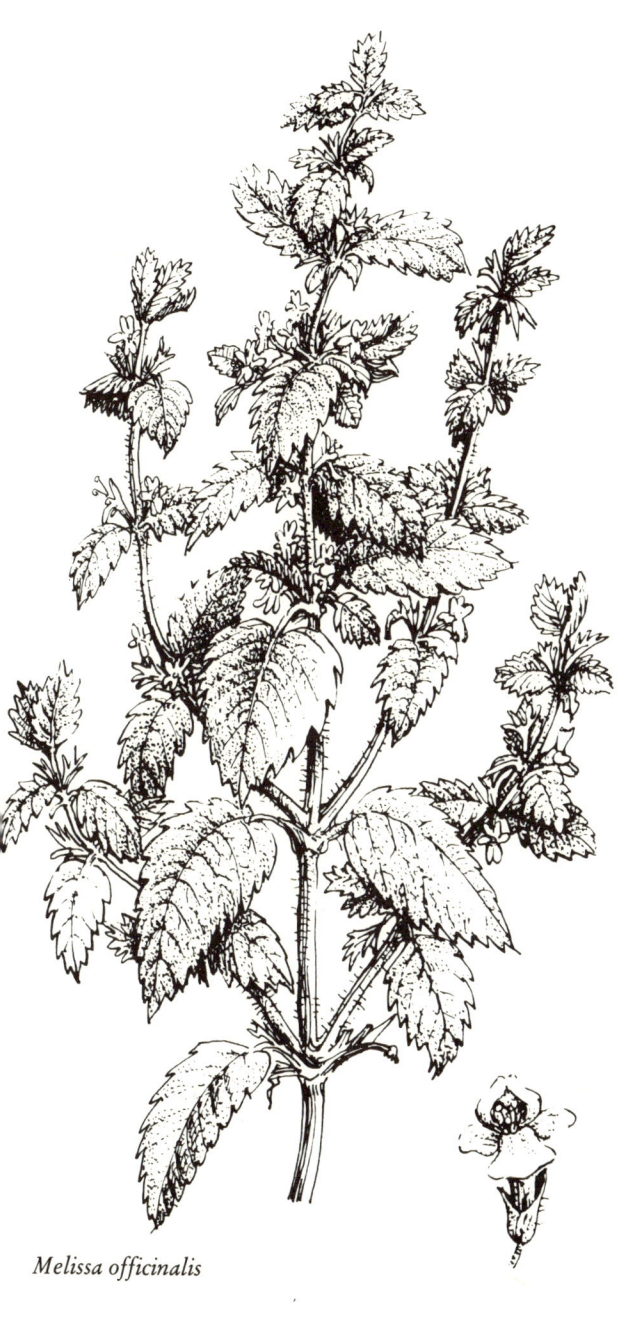

Melissa officinalis

er im Grunde nicht gewachsen ist. Sie ist auch ein „zärtliches" Kraut, das Liebe in Ruhe und Harmonie aufkommen läßt.

Hafer (Avena sativa)

Hafer ist eigentlich „das beste Pferd im Kräuterstall". Die Analyse des Hafers vermittelt ein auffallendes Bild. Hafer enthält von allen Getreidearten die wenigsten Kohlehydrate, ist aber weitaus eiweißreicher; ferner enthält er relativ viel Kalk, Phosphor, Eisen und Vitamin B_1; der Fettgehalt ist sogar dreimal so hoch wie der anderer Körnerfrüchte.

Wenn wir von diesen Tatsachen einmal absehen und der Frage nachgehen, welche Rolle der Hafer früher in der menschlichen Ernährung gespielt hat, stellen wir fest, daß der „berühmte" (und gelegentlich auch berüchtigte) Haferbrei, der bei den Engländern als „Porridge" mit zur Tradition gehört, von großer Bedeutung war. Ein Kind wurde nicht etwa mit Weizen-, Gersten-, Roggen- oder sonstigem Getreidebrei aufgezogen, nein, wenn es kräftig werden sollte, mußte es morgens seinen Teller Haferbrei essen.

Hafer verfügt mehr denn andere Körnerfrüchte über eine Kraft aus dem „peripheren Bereich" der Pflanzenwelt. Wenn wir nämlich die Natur in Mineral-, Pflanzen-, Tier- und Menschenreich einteilen, stellen wir fest, daß die dem Hafer innewohnenden Kräfte fast schon nicht mehr pflanzlicher Art sind, sondern bereits Merkmale des nächsten Naturreiches, des Tierreiches, aufweisen. Nicht nur die für Pflanzen ungewöhnliche Zusammensetzung der Nährstoffe deutet darauf hin, auch die „Form" des Hafers ist anders als die der übrigen Getreidearten. Bei letzteren bildet eine mehr oder weniger feste Ähre den Fruchtstand, wenn sich dabei auch graduelle Unterschiede zeigen. Beim Hafer jedoch bietet sich einem ein ganz anderes Bild, eine Lösung nämlich von der „geschlossenen Form" der Ähre. Hafer läßt jedem einzelnen Korn viel Spielraum, Licht und Luft zukommen. Ein Haferfeld macht einen völlig anderen Eindruck als ein Gersten-, Roggen- oder Weizenfeld: Die Haferähren spiegeln lebhafte Beweglichkeit wider.

Hafer paßt zum Pferd. Dennoch kann er bei diesem Tier geradezu gefährliche Auswirkungen haben. Wer sein Pferd mit Hafer überfüttert, setzt in ihm Kräfte frei, die man kaum für möglich gehalten hätte. Mein

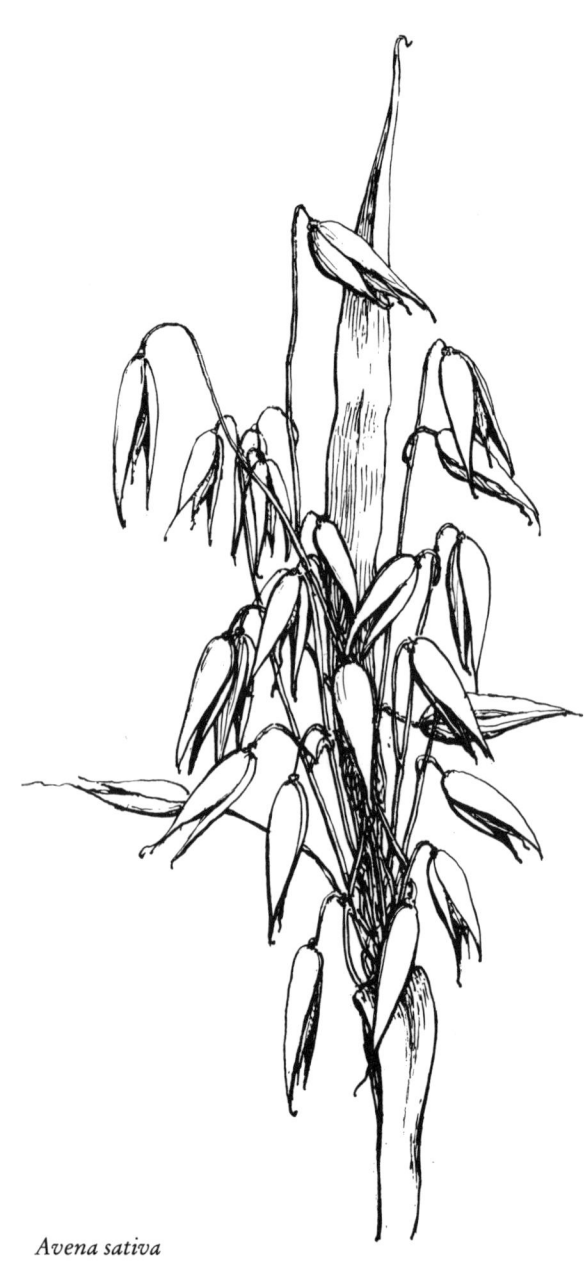

Avena sativa

Großvater, der als Ältester schon früh auf dem elterlichen Hof mithelfen mußte, erzählte mir einmal, was passierte, als er einem Pferd zuviel Hafer gegeben hatte. Die Folgen waren fürchterlich. Das Tier war einfach nicht mehr zu bändigen. Es kam zu einem hemmungslosen „Energieausbruch".

Auch astrologisch gehört der Hafer zum Pferd, zum Tierkreiszeichen Schütze (meist als mit Pfeil und Bogen bewaffneter Kentaur dargestellt). Kennzeichnend für den Hafer ist offenbar die Überschreitung der Grenze zwischen zwei Naturreichen, wenn man vom Fruchtstand dieser Pflanze ausgeht.

Auch der Schütze-Typ zeigt immer eine Neigung, bestehende Grenzen zu überschreiten. Der Schütze ist ein Idealist, der eine hohes Ziel anvisiert. Halb Mensch, halb Pferd (Kentaur), schießt er weit über normalerweise Erreichbares hinaus. Um solcher Taten fähig zu sein, ist Hafer nötig.

Was aber hat Hafer mit unserem Liebesleben zu tun? Das läßt sich in einem Satz sagen: Hafererzeugnisse kann man als die „Eier der Pflanzenwelt" ansehen. Hafer verleiht dem Manne Urkraft und weckt die Energie des in ihm schlummernden Zeugungsvermögens.

Hafer ist nicht angebracht bei denjenigen, die lediglich den Genuß eines sexuellen Erlebnisses suchen. O nein, er ist nur etwas für solche, die den Geschlechtsakt mit allen sich daraus ergebenden Konsequenzen vollziehen wollen.

Hafer ist auch reich an Kieselsäure (Si $(OH)_4$), die für eine echte „Inkarnation" von großer Bedeutung ist. So wie Kalk zur Gestaltung des stofflichen Leibes erforderlich ist, so trägt Kieselsäure zur Gestaltung des Geistes (der Geisteskraft) innerhalb des stofflichen Leibes bei.

Wer von Natur aus „geistiges Feuer" hat, findet bei Hafer Hilfe, wenn dieses erloschen ist und deshalb keine partnerschaftliche Beziehung zustande kommen kann, die an sich geradezu ideale Voraussetzungen böte. Hafer wandelt buchstäblich körperliche Sexualität in „geistig befruchtete Körperlichkeit" um. Hafer ist eine Pflanze, die funktionell nur für wenige Menschen Bedeutung hat, doch sollte sie hier nicht unerwähnt bleiben.

Wer die oben geschilderten Charakteristika an sich nicht feststellen kann, der esse morgens Graupenbrei. Diejenigen jedoch, die die geistige Gabe haben, diese Ausführungen wirklich zu verarbeiten, sollten sich an reichlich Haferbrei gütlich tun. Die Erfahrung wird die individuellen Grenzen aufzeigen.

5. Liebe geht durch den Magen

Gehen wir einmal der Frage nach, wie und was der normale Zeitgenosse ißt, so zeigt sich, daß die Mahlzeiten vielfach als lästig, langweilig und zeitraubend empfunden werden. Ausgefallene und pikante Gerichte finden mehr und mehr Anklang. In den Schulen und Kantinen wird ein Paket leckerer Stullen nicht selten gegen irgend etwas „Deftiges" getauscht. Die scharfgewürzte Frikadelle mit Ketchup hat das Butterbrot verdrängt. Offensichtlich steckt hinter einem solchen Eßverhalten mehr, als man auf den ersten Blick meinen sollte.

Die Nahrungsaufnahme dient vorrangig dazu, dem Körper die notwendigen Aufbaustoffe zuzuführen. Aber damit allein ist es noch nicht getan. Denn wenn es sich so verhielte, könnte man ja ein Präparat aus allen zur Erhaltung des Körpers notwendigen Stoffen herstellen und es nach Vorschrift einnehmen.

Nein, wirkliches Essen hängt noch mit anderen Dingen zusammen. Der Geschmack spielt u. a. eine wichtige Rolle. Auch die Art, wie Speisen angerichtet sind, die farbliche Zusammenstellung können appetitanregend oder abstoßend wirken. Nicht nur der Körper, auch die psychische Verfassung des Menschen bedingen gewisse Eßgewohnheiten. Zahlreiche seelische Störungen kommen in besonderen Gelüsten zum Ausdruck. Man kann freilich auch umgekehrt sagen: Das, was wir essen, ist mitbestimmend für unsere seelische Verfassung.

In meinem Büchlein *Überwinde Angst und Furcht mit Kräutern, Edelsteinen und richtiger Ernährung* bin ich ausführlich darauf eingegangen, daß übermäßiger Zucker- und Fleischgenuß, wie er heutzutage gang und gäbe ist, wesentlich an der Entstehung von *Angstgefühlen* beteiligt ist. Aus verschiedenen Untersuchungen hat sich ergeben, daß sich Beruhigungsmittel wie Librium und Valium erübrigen, wenn man u. a. auf den Genuß von Zucker und Fleisch verzichtet.

Vielfach ist aggressives Verhalten von Schülern auf große Naschhaftigkeit zurückzuführen. Eine graphische Darstellung der Untersuchungsergebnisse von einer Schule, in der sich die Kinder in den Pausen unbegrenzt Süßigkeiten kaufen können, zeigt, daß die Aufsässigkeit und Widerspenstigkeit der Schüler im Laufe des Tages ständig zunimmt; deutliche Ausschläge der Kurve nach oben sieht man vor allem nach „Naschpausen".

In unseren sexuellen Beziehungen spielt Angst häufig eine nicht nur wichtige, sondern auch eine leidige Rolle. Durch richtige Ernährung läßt sich dem abhelfen. Mit reichlichem Fleisch- und Zuckerverzehr ist einem harmonischen und entspannten Liebesleben jedenfalls meist nicht gedient.

Ein weiterer Gesichtspunkt bezieht sich auf die Menge der Nahrungsmittel, die wir zu uns nehmen. Unsere derzeitige Lebensweise bringt es mit sich, daß häufig erst verhältnismäßig spät am Abend „warm" gegessen wird. Die warme Mahlzeit am Abend ist schon insofern widernatürlich, als wir dem Körper zu einem Zeitpunkt große Mengen Energie und Ballast zuführen, zu dem er auf Ruhe und Entspannung ausgerichtet ist. Und wir alle haben irgendwann feststellen müssen, daß es sich nach einem opulenten Abendessen schlecht schläft, daß einen dann unerfreuliche Träume plagen und man sich unruhig hin und her wälzt. Dies rührt daher, daß unsere geplagte Leber nach einer spät eingenommenen Mahlzeit notgedrungen „Überstunden" machen muß. Ein voller Magen am Abend stellt an den Körper große Anforderungen. Sobald der Verdauungsvorgang einsetzt, kommt es zu einer stärkeren Durchblutung aller an diesem Prozeß beteiligten Organe – und zwar ausgerechnet dann, wenn die „Ruhephase" beginnt. Ein voller Magen führt zu Schläfrigkeit, weil ein Großteil des Blutes infolge anderweitiger Beanspruchung dem Kopf, den Armen und Beinen entzogen wird. Daher ist körperliche und geistige Ruhe nach dem Essen auch sehr wichtig für eine gute Verdauung. Für die Bauern mancher Gegenden war es früher ja auch die natürlichste Sache von der Welt, daß mittags gegen zwölf ein reichliches warmes Essen eingenommen wurde und dann alle mindestens für eine Stunde zu Bett gingen und schliefen. Sie wußten, was dem Menschen guttut.

Und wie steht es heute damit? Da wird „auf die Schnelle" ein Imbiß hinuntergeschlungen und anschließend sofort wieder die Arbeit aufgenommen. Ein altes, aber meines Erachtens wahres Sprichwort sagt: „Ein voller Bauch studiert (und liebt) nicht gern." Viele Verdauungsprobleme ließen sich allein dadurch lösen, daß man seinen Verstand einsetzt und dem Blut nicht zumutet, ausgerechnet zu Zeiten der höchsten Beanspruchung im Magen-Darm-Bereich und auch sonst im Körper seine Funktionen voll zu erfüllen. Aber ebenso entfielen zahlreiche psychische und sexuelle Probleme, wenn wir diese uns so abträglichen Lebensgewohnheiten aufgeben und zu einem natürlichen Rhythmus zurückfinden würden.

Ein gesunder Lebensrhythmus, ausgerichtet an den Naturgesetzen, ist wichtige Voraussetzung für die Erhaltung bzw. Wiederherstellung einer kräftigen Konstitution. Und die Möglichkeit eines harmonischen Zusammenwirkens von Körper und Geist haben wir überdies ja selbst in der Hand.

Im Interesse eines regen Liebeslebens sollte man also auf schwerverdauliche Gerichte verzichten und leichte Kost bevorzugen.

Stoffe, die das Liebesleben beeinflussen

Die wichtigsten Bestandteile der Lebensmittel lassen sich grob in vier Gruppen einteilen: *Kohlehydrate, Fette, Eiweiß* sowie *Spurenelemente* (und *Vitamine*). Kohlehydrate und Fette hängen vorwiegend mit dem psychischen und geistigen „Sein" des Menschen zusammen. Denken Sie nur daran, daß „psychische Kälte" auf körperlicher Ebene durch eine Vorliebe für dickmachende Lebensmittel kompensiert wird. Kohlehydrate (unter denen der Zucker eine Vorrangstellung einnimmt) beeinflussen unser ureigenstes „Ich". Ich sagte bereits, daß übermäßiger Konsum von Zucker oder anderen Kohlehydraten eine geistige „Ich-Krise" hervorrufen kann, die sich in Angstgefühlen äußert. Das Sexualleben wird angeregt durch eiweiß- und mineralstoffreiche Lebensmittel. Die Praxis zeigt, daß diese Relation tatsächlich gegeben ist. Übermäßige sexuelle Beziehungen bis hin zu dekadenten Auswüchsen waren beispielsweise in den ländlichen Gebieten der Niederlande unbekannt, wo man sich hauptsächlich von Fetten und Kohlehydraten ernährte. In den „wohlhabenderen" Kreisen bevorzugte man hingegen eiweiß- und mineralstoffhaltigere Gerichte. Sicherlich wäre eine Untersuchung darüber interessant, inwieweit sich sexuell abnormes Verhalten durch eine extrem eiweiß- und mineralstoffarme, überwiegend auf Fetten und Kohlehydraten aufgebaute Diät bessern läßt. Wichtige *Eiweißquellen* sind u. a. Sauermilcherzeugnisse, Eier, Käse und Soja- oder Sesamprodukte. Fleisch ist weniger geeignet in Anbetracht der Tatsache, daß Tierblut die Psychobiologie nachteilig zu beeinflussen vermag (Aufkommen von Angstgefühlen). *Mineralstoffe* finden sich vor allem in den (möglichst roh zu essenden) Gemüsen und Kräutern. Insbesondere *eisen*haltige Pflanzen wirken sich positiv auf die Sexualenergie aus. Es handelt sich dabei vor allem um Gemüsearten, die – kosmisch gesehen – dem Mars- oder Pluto-Schema entsprechen.

Die wichtigsten vegetarischen Eisenspender seien hier im folgenden genannt:

	mg Eisen je 100 g
Petersilie	10
Mangold	4
Feldsalat	4
Gurken	3
Portulak	3
Rübstiel (= Rapsstengel)	3
Spinat	3
(Garten-)Kresse	3
Erbsen	2
Radieschen	2
Rettiche	2

Quelle: *Nieuwe voedingsleer* (Neue Ernährungslehre) von Prof. Dr. C. den Hartog, Verlag Spectrum, Utrecht

Besonders eisenreiche Obstsorten sind *Aprikosen,
Rosinen* und *Korinthen.*

Ein gesundes Sexualleben wird also durch einen aus-
gewogenen Eiweiß- und Mineralhaushalt gefördert.
Schließlich noch ein paar Worte über einen pflanzlichen Bereich, auf den ich bisher noch nicht zu
sprechen gekommen bin, über die Samenkörner.
Pflanzen enthalten in der Regel (abgesehen von
einigen besonders giftigen bzw. alkaloidhaltigen Ar-
ten) so gut wie kein Eiweiß. Unter „ Pflanzen" verstehe ich hier Wurzeln, Stengel, Blätter und Blüten.
In den Samenkörnern hingegen kommt Eiweiß vor.
Damit wird uns bestätigt, daß das „Fortpflanzungs-
element" immer an Eiweißkörper gebunden ist. Der
Verzehr von pflanzlichem Samen beeinflußt den Fort-
pflanzungsmechanismus des Menschen (und des Tieres) ganz beachtlich. Ferner zeichnet sich ein Zusammenhang zwischen Eiweißkörpern und Geschlechtstrieb deutlich bei den giftigen, eiweißhal-
tigen Pflanzen ab. Ihr Genuß löst vielfach starke –
also wirklich überaus starke – sexuelle Halluzina-
tionen aus, häufig sogar mit Todesfolge (kosmisch
Pluto).
Ich muß immer noch daran denken, was mir einmal
ein alter Rabbiner sagte, als wir über das menschliche
Sexualverhalten sprachen: „Jeder Geschlechtsakt",
meinte er, „ist im Grunde das Erlebnis des vollstän-
digen Sterbens, das zur Zeugung eines neuen Menschen führt." Ich frage mich dabei immer, wie es
möglich ist, daß die jüdische Religion Christus nicht
akzeptiert. Schuld daran ist sicher eine historische
Sprachverwechslung. Wer nämlich solche, die tiefste
Wahrheit berührende Worte findet, muß doch etwas
vom Geiste des Evangeliums durchkostet haben.
Denn ist das Wesentliche der neutestamentarischen
Christusdarstellung nicht der Tod und die Auferstehung?
Für die Astrologen unter den Lesern ist es sicherlich
interessant zu wissen, daß der Komponist, in dessen
Werken Tod und Auferstehung Christi eine Zentral-
stellung einnehmen, nämlich Johann Sebastian Bach,
in seinem Geburtshoroskop ein ausgesprochen

„schwer besetztes" achtes Haus (= Pluto-Haus) hatte. Dies spricht dafür, daß die Sphäre des achten Hauses, das ist die Pluto-Sphäre, in Bachs Leben besonders deutlich zutage tritt. Und bezeichnenderweise zeugte dieser Mensch *zwanzig* Kinder. Da sage noch jemand, es gebe keine kosmischen Einflüsse!

6. Metalle und Edelsteine können das Liebesleben zwar sehr günstig, aber auch sehr ungünstig beeiflussen

Sowohl Edelsteine als auch Metalle gehören der stofflichen, der Mineral-Welt an. Die Erfahrung hat gezeigt, daß es ein Irrtum war, diese Mineral-Welt für tot zu halten. Unter „tot" verstehe ich hier „kraftlos". Metalle und auch Edelsteine besitzen nämlich einen ganz individuell getönten Charakter. Dies gilt nicht allein für die Materialstruktur, sondern gleichermaßen auch für die „metaphysische Beschaffenheit" eines jelichen Steines. Vor allem in den fernöstlichen Kulturen kommt die metaphysische Eigentümlichkeit von Edelsteinen und Metallen weitaus mehr zum Ausdruck als dies bei uns der Fall ist. Jeder Stein, jedes Metall hat seinen ganz individuellen Einfluß auf alles, was ist und lebt. In meinem Buch *Gesund sein mit Metallen* gehe ich auf diese Thematik ausführlicher ein. Hier will ich mich auf die Nennung einiger Edelsteine und Metalle beschränken, die von besonderem Einfluß auf das Liebesleben sind.

Metalle

Gold

Dieses Edelmetall ist die stoffliche Analogie zum kosmischen Schema *Sonne*. Im menschlichen Körper ist diesem das *Herz* zugeordnet. Psychisch wirkt Gold auf unser *ureigenstes Ich* ein, auf unseren Geist. Wenn sich zwei Menschen bei der Hochzeit gegenseitig einen goldenen Ring anstecken, dann bedeutet dies, daß sie sich ihr ureigenstens Ich, ihr Herz, ihre

Sonne geben. Sie bieten einander den Eigenwert dar. Vielleicht verstehen Sie nun, weshalb ich im „Präludium" den ersten Abschnitt dem Eigenwert gewidmet habe.

Wenn zwei Menschen einander die aufrichtigen Gefühle einer echten Liebe entgegenbringen, sollten sie goldene Ringe tauschen. Seien Sie jedoch vorsichtig mit dem Schenken oder Annehmen von Goldschmuck, der täglich getragen oder berührt wird. Es könnte sein, daß der Empfänger auf die Dauer mit einem solchen Angebinde nicht glücklich wird, weil das in diesem Gold verkörperte ureigenste Ich des Gebers sich dem Wesen des Beschenkten aufdrängt. Man darf Gold nur dann verschenken, wenn derjenige, dem es zugedacht ist, deutlich zu erkennen gegeben hat, daß ihm an einer Einflußnahme des Gebers gelegen ist. Dann ist ein Goldgeschenk sinnvoll und förderlich.

Wenn eine Liebesbeziehung in die Brüche geht, sollten die Betreffenden nicht vergessen, die Ringe von ihren Partnern zurückzuerbitten. Das eigene Ich, das zuvor dem anderen dargeboten war, sollte in Form des Goldes zurückgefordert werden. Wer dies versäumt, dem wird sein Ich fehlen, wenn ein neuer Partner seinen Lebensweg kreuzt, dem er nun sein ureigenstes Ich anbieten möchte. Wie weit das im Leben gehen kann, wurde mir klar, als ich von einer Frau erfuhr, die nach ihrer Scheidung jahrelang versuchte, noch einmal zu heiraten. Immer wieder entwickelte sich aus anfänglicher Verliebtheit eine festere Bindung . . . aber . . . einmal dauerte das Verhältnis ein gutes Jahr, dann nur einige Monate – zu einer zweiten Ehe kam es nicht. Ich erkundigte mich bei einer Freundin dieser Frau, ob die Dame noch den Ring ihres geschiedenen Mannes besitze. Ja, erfuhr ich, ja, sie trage ihn sogar noch – beispielsweise auf Bahnfahrten oder bei Vergnügungen, wenn sie sich gegen mehr oder minder seriöse Annäherungsversuche absichern wolle. Auf meine Empfehlung hin riet die Freundin der geschiedenen Frau zur Rückgabe des Trauringes. Nachdem dies geschehen war, nahmen ihre Liebesbeziehungen einen anderen Charakter an, fast unmerklich, aber doch . . . ein sich endlos hinziehendes Techtelmechtel wurde definitiv gelöst, auch sonst klärte sich die ganze Situation mehr und mehr, und letztlich lief es darauf hinaus, daß die Dame eine Bekanntschaft machte, bei der die Aussichten auf eine Ehe weitaus größer waren, als dies zuvor der Fall gewesen war. Seltsam, daß ein Stückchen Gold sich so hemmend auf eine neue Liebesbeziehung auswirken kann.

Gold ist ein Metall, mit dem man sparsam umgehen sollte. Wer zuviel Gold trägt, läuft Gefahr, die eigene Person zu stark herauszustellen. Hüten Sie sich also vor Leuten, die sich förmlich mit Gold „behängen". Das ist ein Zeichen von „Ich-Schwäche", welche die Betreffenden durch das Tragen von Gold zu kompensieren versuchen. Das „Zuviel" führt zu einer Überbetonung des „Ichs", und dies wiederum wächst sich leicht zu einem handfesten Egoismus aus.

Der Trauring oder auch der goldene Siegelring, den der älteste Sohn zu seinem einundzwanzigsten Geburtstag erhält, sind sinnvolle Geschenke. Der Siegelring stärkt das Ich des Stammhalters und verleiht ihm die Kraft, das Familienwappen zu tragen. Häufig deutet der Verlust eines solchen Siegelringes auf einen Bruch mit der Familientradition. Hinter dem Verlust von Schmuck verbergen sich nämlich eine recht sinnvolle Symbolik und höhere Fügungen, vor allem, wenn der Schmuck an bestimmte Personen gebunden ist. Die Praxis lehrt, daß sich das abhandengekommene Schmuckstück oft „ganz plötzlich" oder „rein zufällig" wiederfindet, sobald die Beziehung zur Bezugsperson oder -familie wiederhergestellt ist. Es fragt sich, ob man in einem solchen Fall dann noch von Zufall sprechen sollte.

Silber

Das Tragen von Silber ist denjenigen Menschen anzuraten, die über wenig „innere Phantasie" verfügen. Damit meine ich die Fähigkeit, gewonnene Eindrücke in lebhafte Vorstellungen umzusetzen, die ihrerseits wiederum zu einem richtigen Reaktionsverhalten führen.

73

Silber ist angebracht bei Menschen, die – insbesondere auf emotionalem Gebiet – nur schwer auf andere reagieren bzw. ihnen entsprechen und auf sie eingehen können.

Im Hinblick auf Liebesbeziehungen kennen wir wohl alle die Situation, daß ein Partner dem anderen vorwirft, nie bereitwillig, freundlich und nett zu antworten. „Mensch, sei doch nicht immer so stur", heißt es dann, „weshalb sagst du denn nicht, daß es dir gefällt?" Und wenn die Frau so aufbegehrt, antwortet ihr vielleicht der Mann: „Gefallen tut es mir schon, ich habe bloß nicht weiter darüber nachgedacht." – Aber die Meinung äußern, rasch reagieren, das zeigen, was sie innerlich bewegt? Das ist bei Menschen, die Silber tragen sollten, einfach nicht „drin". Diejenigen jedoch, die von Natur aus mit einem stark emotionalen und lebhaften Reaktionsvermögen ausgestattet sind, brauchen kein Silber zu tragen. Das würde bei ihnen nur zu einer Übersteigerung psychischer Erregungen führen und u. U. heftige Affektreaktionen auslösen. Die Praxis lehrt, daß Silber vor allem denjenigen zu empfehlen ist, die um Neumond herum geboren sind, und weniger den um Vollmond herum Geborenen. Silber entspricht nämlich als Metall dem Mond-Schema. Es beeinflußt die Drüsentätigkeit. Und funktionstüchtige Drüsen sind für harmonische Liebesbindungen von eminenter Bedeutung.

Kupfer

Kupfer paßt als „Venus-Metall" zu Menschen mit einem unausgewogenen Bindungsvermögen. Kupfer stärkt die Fähigkeit, Beziehungen anzuknüpfen und zu unterhalten. Diejenigen, bei denen ein Mangel an kupfertypischer Charakterkomponente besteht, dürften kaum je befriedigend mit ihrer Umgebung in Beziehung treten. Im Geburtshoroskop solcher Personen erkennen wir das an einer schwachen Venusposition. Das Tragen eines Kupferreifens kann sich dann sehr günstig auswirken. Ich selbst habe diese Relation fast ein Jahr lang sehr genau beobachtet und mich damit befaßt. Schon bald erkannte ich, daß ein enger

Zusammenhang bestehen muß zwischen dem relationalen Aspekt des Charakters und der Oxydation des von der beobachteten Person getragenen kupfernen Armreifens. In kontaktarmen Perioden (mit wenig Umweltberührung oder auch geringem Bedürfnis nach zwischenmenschlichen Beziehungen) zeigten sich keine Oxydationsprozesse an dem bewußten Kupferreifen. Wenn es jedoch zu intensiven Beziehungen kam, und vor allem, wenn diese voller Spannungen waren, färbte sich das Handgelenk infolge starker Kupferoxydation ganz grün. Inwieweit Kupfer durch die Haut in den Körper gelangt, d. h. von ihm aufgenommen wird, konnte ich leider nicht ermitteln.

Ferner hat sich gezeigt, daß Menschen mit einer ausgesprochen schwachen Venusposition im Geburtshoroskop weniger in relationale Konfliktsituationen gerieten (beispielsweise in der Ehe), wenn sie ein Kupferarmband trugen.

Sicherlich werden einige Leser bei diesen Zeilen recht skeptisch werden oder auch direkte Zweifel an der Richtigkeit des geschilderten Sachverhalts äußern und sagen: „Suggestion, nichts als Suggestion." Den Faktor „Suggestion" müssen wir allerdings aus dem Verstandesdenken ausklammern, da der Begriff „Suggestion" allmählich zum Mörder all dessen geworden ist, was sich rationalwissenschaftlich nicht erhärten läßt. Solange die Forschung noch keine plausible Erklärung beispielsweise für den wissenschaftlich nachgewiesenen Placebo-Effekt gefunden hat, verweise ich jede abfällige Bemerkung über Suggestion in bezug auf geisteswissenschaftliche Betrachtungen ins Reich der „Gelehrten-Märchen".

Schließlich hat nicht der Mensch, der glaubt, was er *denkt*, das letzte Wort, sondern der, der aus seinem *Glauben* heraus denkt. Ist dies nicht auch im Liebesleben so?

Wer seinen Mann bzw. seine Frau mit den Augen eines Verstandesmenschen betrachtet, d. h. die Maßstäbe der modernen Wissenschaft anlegt, der wird bald zu der Erkenntnis kommen, daß es nicht einen einzigen kausalen Grund gibt, der das Gefühl der Liebe rechtfertigen würde. Wer jedoch dem Partner vertraut

und an ihn glaubt, der *weiß* (jawohl, der weiß), daß
der geliebte Mensch Qualitäten besitzt, die sich ratio-
nal nicht nachweisen lassen, die aber desungeachtet
einen ganz entscheidenden Anteil daran haben, daß
diese Bindung eingegangen wurde.

Kupfer ist eines der besten Metalle in Liebesdingen.

Zinn

Daß Zinn und Ehe zusammengehören zeigt sich u. a.
an einem Brauch unserer Vorväter, am Schenken
eines zinnernen „Brautlöffels". Zinn ist gewissermaßen die stoffliche Analogie zum kosmischen Jupi-
ter-Schema. Zinn würdigt innere Werte und läßt sie
zu ihrem Recht kommen. Das sieht man auch immer
wieder im Alltag. In der Metallegierung der Orgel-
pfeifen beispielsweise ist Zinn wichtig, weil es für den
Wohlklang sorgt; und die Orgel steht in enger Verbindung mit den Gläubigen. Ferner werden die Innen-
wände von Konservenbüchsen zum Schutz gegen
Korrosion mit Zinn beschichtet. Dadurch trägt es zur
Qualitätsstabilisierung des Inhaltes bei. Eine Zeitlang
aß man sogar von Zinntellern und mit Zinnbestecken.
Wenn es auch nicht üblich ist, so kann doch das
Tragen von Zinnschmuck die geistige Entfaltung
innerhalb der Ehe positiv beeinflussen. Dies ist vor
allem bei Menschen mit Mangel an Selbstvertrauen
angebracht.

Zinn fördert das Reifen innerer Werte. Es lädt den
Menschen gewissermaßen auf, was besonders dann
wichtig ist, wenn ihn aller Mut zu verlassen droht.
Glauben Sie aber nun nicht, das Wohl und Wehe
einer Ehe hinge allein vom Zinn ab – dafür zeichnet
in erster Linie der Mensch selbst verantwortlich. Zinn
beeinflußt lediglich den Menschen und das, was er
zustande bringt.

Gerade in der Ehe spielt das Element der inneren
Entfaltungskraft eine recht wichtige Rolle. Eine gute
Ehe zeichnet sich nicht dadurch aus, daß nicht ge-
stritten wird. Auch Mangel an finanziellen Sorgen
oder dergleichen sind nicht von ausschlaggebender
Bedeutung. Ich bin der Auffassung, daß man von

einer glücklichen Ehe dann sprechen kann, wenn sich beide Partner so gegenseitig beeinflussen, daß sich eine gewisse „Triebkraft" entwickelt. Einer inspiriert also den anderen, so daß beide das Gefühl bekommen, geistig zu wachsen, sich zu entfalten. Die Gatten bauen sich also gemeinsam ein Stücklein Realität auf, das Ehe genannt wird.

Es ist übrigens merkwürdig, daß der (Geld-)Wert von Zinn und der Wert der Ehe heute mehr denn je im Mittelpunkt des Interesses stehen – Zufälle gibt es!

Edelsteine

Diamant

Viele (vor allem wohlhabende) Männer schenken ihrer Braut einen Diamantring. Das mag ein schöner Anblick sein, so ein goldener Reif, auf dem ein Diamant funkelt. Doch verbirgt sich hinter einer solchen Handlungsweise etwas Merkwürdiges. Kosmisch fällt der Diamant unter das Saturn-Schema. Der Diamant ist ja die reinste uns bekannte Form des Kohlenstoffes. Somit ist der Diamant auch der irdischste und stofflichste aller Steine. Charakteristische Saturn-Merkmale sind Beschränkung, Gestaltung, Begrenzung und Isolation. Auch Schwerkraft und Schwermut gehören dazu.

Diese saturnalen Wesenszüge erklären, weshalb man früher im Diamanten einen *keuschheits*fördernden Stein sah. Keuschheit entspricht ganz dem Saturn-Schema. Eine keusch lebende Frau muß allen Einflüsterungen der Lebenslust trotzen – und dies um so mehr, wenn der Mann seiner Frau unter Geltendmachung seiner Besitzansprüche Keuschheit aufzwingt.

Ein reicher Mann hat im allgemeinen eine starke Bindung an „irdische Güter", meist strebt er nach weiterem Erwerb materieller Werte. Zu einem solchen Menschen paßt das Verschenken eines goldenen, diamantbesetzten Trauringes. Mit dem Diamanten fordert er von der Frau Keuschheit. Er begrenzt und beschränkt sie also in ihrer Gedanken- und Handlungsfreiheit. Er sichert sich gewissermaßen den Besitz seiner Frau. An sich ist durchaus nichts dagegen einzuwenden, daß sich Mann und Frau treu sind. Problematisch wird die Sache erst, wenn die (erzwungene) Treue auf Besitzanspruch basiert.

Der Diamant ist also ein Edelstein, den nicht jeder tragen kann. Eine Frau, die von Natur aus oder durch Erziehung ihre dem anderen Geschlecht gegenüber gehegten Gefühle psychisch und physisch nur schwer zum Ausdruck zu bringen vermag, die diesbezüglich somit mehr oder minder gehemmt ist, sollte besser keinen Diamanten tragen. Ihre Keuschheit könnte dadurch direkt krankhafte Formen annehmen, was auf eine so starke Isolation hinausliefe, daß alle Bindungen zu den Strukturen des menschlichen Daseins gelöst würden.

Nie darf man einen Diamanten verschenken. Einen Diamanten kauft man sich selbst, um seiner inneren Überzeugung Ausdruck zu verleihen (Saturn) und gewissermaßen den eigenen Lebensstil zu bekunden.

Wer sich mit einem Diamanten die Keuschheit eines anderen erkauft, wird bald merken, daß dieser andere zu seinem „Besitz" wird. Gleichzeitig wird er jedoch die Erfahrung machen, daß sich das erhoffte gemeinsame freudige Erleben mit seinem „erkauften Besitz" nicht realisieren läßt. Das ist der Aufpreis. Und dieser ist wahrscheinlich höher als die Geldsumme, die der Diamant gekostet hat.

Der Partner wird käuflich erworben, und gleichzeitig wird sein lebendiger Geist abgetötet, weil der Diamant diesen an der Entfaltung hindert.

Wer jedoch das Bedürfnis hat, seine innere Kreativität ins richtige Licht zu bringen, der kaufe sich einen Diamanten. Dieser Edelstein ist ja kristallisierte Gestaltungskraft.

Frauen, die im Tierkreiszeichen Stier, Jungfrau, Steinbock oder Skorpion geboren sind oder ein von diesen Zeichen stark geprägtes Geburtshoroskop haben, sollten allerdings unter keinen Umständen einen Diamanten tragen, weil er sie zu stark von den Freuden des Lebens abhalten könnte.

Onyx

In letzter Zeit (1976/77) wird auffallend viel Onyx getragen. Dieser künstlich geschwärzte Stein entspricht – wie der Diamant – dem Saturn-Schema. Der Unterschied liegt nur darin, daß wir im Diamanten die höchstvorstellbare Erscheinungsform dieses Schemas vor uns haben, während der Onyx mehr zum Steinbock-Saturn-Schema paßt. Dies kommt vor allem dadurch zu Ausdruck, daß der Stein *künstlich* eingefärbt wird. Das stimmt mit dem Steinbock-Charakter überein. Wenn nach außen hin alles in bester Ordnung ist, gibt sich der Steinbock zufrieden. Da der Saturn mit dem Karma in Verbindung gebracht wird, paßt der Onyx vornehmlich zu Menschen, die unter den Folgen eines disharmonischen Karma zu leiden haben. In Liebesdingen kann das Tragen eines Onyx zur Ausformung der Zuneigungsgefühle beitragen. Auf keinen Fall sollte der Stein von solchen Menschen getragen werden, deren Saturnposition im Geburtshoroskop schwach ist. Dann könnte der Onyx nämlich zu einer völligen Partnerentfremdung führen. Dies habe ich mehrfach in meinem Bekanntenkreis beobachten können.

Der Onyx stärkt die saturnischen Züge im Menschen. Wenn also ein Mensch mit einer ungünstigen Saturnposition im Geburtshoroskop diesen Stein trägt, so fördert er dadurch nur noch die ungünstigen Einflüsse des Saturns auf seinen Charakter.

Wahrscheinlich brauchten wir die „modernen Seelsorger" (ich meine damit die Psychologen, Psychiater und Psychotherapeuten) weitaus weniger zu bemühen, als dies augenblicklich der Fall ist, wenn wir wieder die Urwahrheiten ins Kalkül zögen, die nach wie vor überall in der Natur verborgen sind. Ich weiß wohl, daß ein auf rationales Denken eingeschworener Verstandesmensch unserer Tage beim Lesen dieser Zeilen geringschätzig mit den Achseln zuckt. Worte wie „Aberglaube" und „Suggestion" gehen ihm leicht über die Lippen. Aber als praxisorientierter Mensch muß ich es einfach einmal aussprechen, daß es doch noch nie derart viele seelische Nöte gegeben hat wie gerade in unserer so ganz und gar wissenschaftlich

ausgerichteten Zeit. Ich hörte einmal jemand sagen:
„Mensch, baue ruhig auf deinen Aberglauben. Da
steckt doch wenigstens noch ein Funke Glaube drin.
Am Vernunftsdenken allein gehst du zugrunde, weil
da für den Glauben (sprich: innere Entfaltung, echtes
Vertrauen) kein Platz ist."

Um noch einmal auf den Onyx zurückzukommen,
möchte ich Ihnen den Rat geben: Seien Sie ein bißchen
vorsichtig, ihn „einfach nur so" zu tragen, auch wenn
er derzeit groß in Mode ist. Ergründen sie zuvor Ihr
Innerstes, ehe sie zu einem Stein greifen, der vielleicht
die Verstofflichung eines Charakterzuges darstellt,
den Sie bei sich konstatiert haben.

Malachit

Der Malachit stand bei den alten Ägyptern in großem
Ansehen. Sein sattes Grün verrät einen hohen Kupfergehalt. Durch das Tragen eines Malachits werden
rationale Wesenzüge des Menschen gefördert. Der
Stein paßt vor allem zum Personenkreis derer, die zu
passiv oder zu bequem sind, ersehnte Bindungen zu
realisieren. Astrologisch handelt es sich dabei um den
Stier-Typ. Ganz wie das Rind ist er nicht sonderlich
leichtfüßig. Wo er einmal steht, da steht er. Eine
Beziehung zum Mitmenschen ist weitgehend von dessen Flexibilität abhängig. Dynamik ist jedoch Voraussetzung für eine lebensvolle Relation.

Der Malachit entspricht in erster Linie denjenigen
Menschen, in deren Geburtshoroskop die Venus im
Stier steht.

Der Malachit ist unter den (Halb-)Edelsteinen das,
was das Kupfer unter den Metallen ist.

Rubin

Ein martialischer Stein ist der tiefrote charaktervolle
Rubin. Er stärkt die Tatkraft des Menschen und aktiviert seine Geschlechtsdrüsen. Wie das Bohnenkraut
im Reich der Pflanzen, wirkt der Rubin im Reich der

Mineralien. Beide beeinflussen stark den Sexualbereich des Liebeslebens.

Tragen Sie einen Rubin nur bei einer schwachen Marsposition im Geburtshoroskop, ohne daß der Mars mit anderen Planeten eine ungünstige Konstellation bildet. Achtet man auf diese Umstände nicht, so kann das Tragen eines Rubins enthemmend wirken. Die auf den Gedankengängen Rudolf Steiners basierende moderne Anthroposophie ordnet den Rubin den Sinnesorganen zu. Und diese spielen ja in unserem Liebesleben eine wichtige Rolle.

Es gäbe noch viel zu schreiben über die Kraft und die Schönheit der Edelsteine. Doch im Rahmen dieses Büchleins müssen wir es bei den obigen Ausführungen bewenden lassen.

Postludium

Das beste „Kraut" ist und bleibt die innere Stimme Ihrer ureigensten Wahrhaftigkeit.

Theorien, Systeme, Methoden, Dogmen usw., usw., sie alle mögen gut und recht sein; aber es geht ja um Ihre ganz individuelle Situation. Dies ist gerade in Liebesdingen von eminenter Bedeutung. Wenn diesbezüglich einmal nicht alles ganz wunschgemäß verläuft, so hielte ich es für recht vernünftig, wenn Sie zuerst und vor allem mit sich selbst ins reine kämen. Wer es *wagt,* sich selbst zu ergründen (und zwar ehrlich, ohne sich etwas vorzumachen), der wird seine ureigenste Wahrhaftigkeit finden. Um zu erfahren, was gut für uns ist und wie wir handeln sollten, können wir durchaus auf den wohlmeinenden Rat anderer verzichten. Wer sich bei seiner Verhaltensweise auf die Empfehlungen anderer verläßt, wird wahrscheinlich von seinen eigenen Intuitionen und Empfindungen nur abgelenkt. Seien Sie skeptisch allem Festumrissenen gegenüber, allen angeblich feststehenden Tatsachen. Glauben Sie an die kosmische Bewegung, die Grundlage allen Lebens ist. Wer aus dieser Bewegung heraus leben will, wird merken, daß die eigene Persönlichkeit immer weiter wächst und sich entfaltet. Sorgen Sie dafür, daß Ihr Liebesleben dynamisch verläuft; dann zeigt sich zweifellos auch Wachstum und Entfaltung.

In diesem Büchlein haben Sie zwar keine „Vorschrift" gefunden, welches Kraut, Metall oder Nahrungsmittel gerade für Sie das „richtige" ist. Es soll Ihnen jedoch eine Hilfe sein, die sich in Ihrem Inneren abspielenden Prozesse, um die Sie im Grunde sogar wissen, zu aktivieren. Was zu Ihnen „paßt" müssen Sie schon selbst herausfinden. Das kann Ihnen kein Buch der Welt sagen. Wer jedoch sich und die umgebende Natur in voller Freiheit erleben will, wird die Erfahrung machen, daß sich zwischen ihm und der umgebenden Natur ein festes Band des Vertrauens und der Freundschaft bildet. Gegenseitiges Vertrauen ist die Basis jeglicher Liebesbeziehung – der Liebesbeziehung zwischen zwei Menschen ebenso wie auch zwischen dem Menschen und einem Geschöpf aus irgendeinem anderen Naturreich.

Wer den Duft von Rosen in sich aufnimmt und dabei die Augen des Partners glänzen sieht, verspürt am eigenen Leibe, daß das Liebesleben das Ergebnis der tiefgründigsten Kraft ist, die der Herr der Schöpfung dem Menschen verlieh, als er sagte: *„Laßt uns Menschen machen, ein Bild, das uns gleich sei . . ."* (1. Mose. 1, 26).

Frage nicht danach, was Gott ist, wenn du es nicht selbst bist, ist ER nur eine Wolke, die über den Himmel zieht.

(Angelus Silesius)